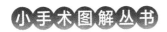

小手术图解丛书

赵毅 主编

王维东 绘

普通外科小手术图解

图解

U0235266

全国百佳图书出版单位

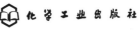化学工业出版社

·北京·

图书在版编目（CIP）数据

普通外科小手术图解/赵毅主编. —北京：化学工业出版社，2023.6

（小手术图解丛书）

ISBN 978-7-122-43161-5

Ⅰ.①普… Ⅱ.①赵… Ⅲ.①外科手术-图解 Ⅳ.①R61-64

中国国家版本馆 CIP 数据核字（2023）第 048075 号

责任编辑：赵玉欣　王新辉　　　　　　　装帧设计：关　飞

责任校对：王　静

出版发行：化学工业出版社
　　　　　（北京市东城区青年湖南街 13 号　邮政编码 100011）
印　　装：中煤（北京）印务有限公司
787mm×1092mm　1/32　印张 6½　字数 155 千字
2023 年 7 月北京第 1 版第 1 次印刷

购书咨询：010-64518888　　　售后服务：010-64518899
网　　址：http://www.cip.com.cn
凡购买本书，如有缺损质量问题，本社销售中心负责调换。

定　　价：39.80 元　　　　　　　　版权所有　违者必究

主　编

赵　毅

编　者

（以姓名汉语拼音为序）

崔　钊　邓　鑫　寇有为
邵　华　宋国庆　王明德
王　强　赵　毅

绘　图

王维东

前言

随着医疗技术的进步和能量外科的发展，外科手术技术突飞猛进，但中国幅员辽阔，医疗技术发展极不平衡，基层医生和普通外科年轻医生仍然需要熟练掌握普通外科基本操作技术和小手术。

本书的立足点在于普通外科的小操作和小手术，全书共包含近 80 个常见小手术和小操作。每个小手术或小操作从适应证、术前准备、麻醉方式、手术步骤、手术技巧及特别提示、术后处理、并发症七个方面来阐述。其中，手术步骤用 180 余幅手绘黑白线条图来帮助阐述，使读者能一目了然，快速掌握手术全过程，更有利于急诊手术前翻阅。在手术技巧和特别提示中，作者结合自身的临床经验教训，总结了每个手术的技巧和注意事项，使读者读后更能豁然开朗，抓住手术的精要所在。

本书出版之际，特别要感谢为本书提供精美手绘线条图的王维东老师。

希望本书能够继续为刚进入普通外科临床工作的年轻医生和基层普通外科医生提供帮助。虽用心编写，几经审校，但限于编者的水平，疏漏之处仍在所难免，望读者不吝赐教，以便今后补正。

赵　毅

2023 年 3 月于沈阳

目录

第二章 普通外科常用的小手术 —————— 019

第一章

手术基本操作技能

外科基本操作的主要内容包括切开、止血、打结、剥离、缝合、拆线、引流等。

外科手术基本操作技能的优劣直接影响手术的效果。对外科基本操作的要求是准确、熟练和轻巧。

一、切开

切开与分离是显露手术部位的方法，是保证手术能顺利进行的先决条件。因而正确选择切口的部位，充分显露手术野，防止意外损伤的发生至关重要，否则不仅增加操作困难，还会延长手术时间。

切开的基本原则是按局部的解剖结构进行逐层切开。

（一）皮肤切口的选择

皮肤切口多根据病变部位和性质来选定。理想的手术切口应符合下述要求。

① 显露充分、便于操作、接近病变部位、容易延长或扩大。

② 组织损伤小、利于愈合，且愈合后瘢痕少或不显。

③ 操作简单、术后功能恢复好。切口过小、显露不充分、不便于操作的则不是理想的手术切口。

（二）切开方法

1.皮肤和皮下组织的切开。

切开皮肤和皮下组织时，应先用一手将局部皮肤固定，使其紧张，另一手持手术刀，刀刃要与皮肤表面垂直，刀柄与皮肤表面所成的角度大约45°，用力均匀、适当，用刀肚切开，边缘可用刀尖，一次切开皮肤及皮下脂肪。避免多次切割，以免切口边缘参差不齐。并应防止刺入过深，损伤深部组织。对皮下脂肪层较厚的患者，切开时注意避免将皮下脂肪向一侧牵拉，以免切线偏斜。对深部组织应逐层切开（图1-1）。

2.筋膜和腱膜的切开。

皮下组织下面的筋膜和腱膜可以用刀切开，也可以先用刀切一小口，然后用组织剪插入筋膜下面，使其与深面组织分离后再行剪开。皮肤、皮下组织切开及止血完善后，应用手术巾或纱布

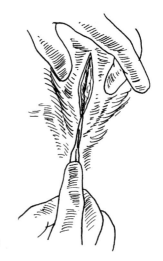

图 1-1　皮肤和皮下组织的切开

垫将手术切口周围掩盖好，使创口与皮肤隔离，以减少深部操作时器械和手与切口表皮接触的机会，从而避免从表皮带入细菌。

3.肌肉的切开。

筋膜用刀切开，肌肉的切开若是顺肌纤维方向者，可先用刀柄或止血钳分开其中一处，随后用牵开器或手指向两侧扩开。如果肌纤维交错，牵开困难时，则需用刀或剪离断（图 1-2）。

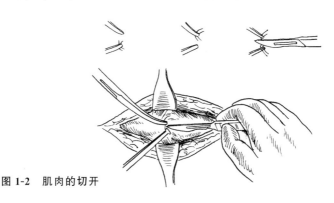

图 1-2　肌肉的切开

4.腹膜的切开。

腹膜的切开要特别注意避免损伤腹腔内的脏器。具体方法是由术者用弯止血钳夹起腹膜；助手用弯止血钳在术者所夹处的对侧约 1cm 处，另行夹起腹膜；然后术者放松所夹的腹膜，再重新夹一次。助手如此重复一次后，术者用手指触摸有无脏器和组织被连同夹起，如果没有则术者用刀尖将被夹起的腹膜切开一小口，随后再用组织剪扩大之。为避免腹腔脏器或组织从腹膜小切口向外膨出，扩大腹膜切口前，可用器械或手指将壁腹膜与内脏隔开（图 1-3）。

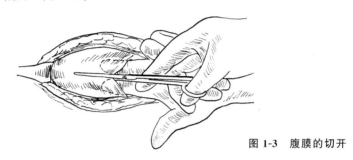

图 1-3　腹膜的切开

二、分离与显露

（一）分离

（1）锐性分离　锐性分离是利用刀或剪的刃进行切割，对组织损伤少，适用于比较致密组织的分离，为避免副损伤发生，锐性分离宜在直视下进行。

（2）钝性分离　钝性分离是用止血钳、手指、刀柄、剥离子等进行分离，适用于比较疏松组织的分离。分离需要一定的技巧，应了解局部解剖结构和认清病变性质。良性肿瘤包膜完整，与正常组织分界清楚，可采用钝性分离。如果局部粘连紧密，勉强采用钝性分离会增加脏器和组织损伤的概率。

（二）显露

显露手术野是进行手术操作的必要条件，特别是对于深部手术操作尤为重要。手术野的显露由下列条件决定。

① 采取适当的体位或使用体下垫子，使手术部位突出。

② 选择适当皮肤切口，使手术易于进行。

③ 良好的麻醉。如麻醉不满意，患者肌肉紧张则影响显露。

④ 合理使用牵开器和纱布垫。

⑤ 优良的灯光照明。

三、止血

任何手术过程中，创面可能会有不同程度的出血，出血不仅影响手术野的清晰度，而且可引起失血。因此，在手术过程中充分适度止血是很重要的。止血的方法很多，下面介绍几种常用的创面止血方法。

（一）压迫止血法

压迫止血法是手术中较常用的方法。止血原理是压力能使血管破口缩小或闭合，血小板、纤维蛋白、红细胞随之形成血栓而使出血停止。此法适用于毛细血管出血。较大血管的出血也可用此法暂时止血，然后结扎止血。如用压迫法能达到止血目的，则减少了用止血钳止血法给组织带来的损伤，同时又减少了结扎创口局部组织带来的异物刺激。

① 对毛细血管出血和渗血，用纱布或纱垫压迫几分钟后即可达到止血目的。

② 骨髓腔、肌肉断面、腹膜后间隙、粘连剥离创面等处的渗血，可用干纱布或热盐水纱垫填塞、压迫，有加强止血的作用。

③ 对于难以用其他止血方法止血的出血，需保持一定压力。一般用无菌纱布或绷带填塞，填塞时注意勿留死腔，且保持一定

压力，并应记载填塞纱布或绷带的数目，填塞物一般于术后3～5日逐步松动后缓慢取出。过早取出有再度出血的可能，取出过迟易导致感染。

（二）结扎止血法

结扎止血法是最主要、最常用的止血方法。

结扎止血法有单纯结扎和缝合结扎两种。一般采用单纯结扎法，有时为了防止结扎线脱落，或因用单纯结扎有困难，可采用缝合结扎法，止血效果更为可靠。

1.一般小血管的结扎止血法。

一般小血管的处理，除用纱布压迫止血外，可随时用止血钳准确地钳夹出血点（小血管断端），然后用细丝线予以结扎。操作时要注意以下几点。

① 用止血钳尖端夹住出血点，尽量不夹周围组织。

② 助手持止血钳，先抬高钳柄，让术者绕过结扎线。然后抬高钳尖，以便术者结扎。

③ 术者打好第一个单结后撤去止血钳，继续紧线后再打第二个单结，即可完成一个方结。

2.较大血管的结扎止血法。

在出血之前将血管分离清楚，用两把止血钳夹住血管，于钳间切断，最后结扎血管断端。器官的切除常用这种方法处理其主要血管，如此可使出血量显著减少。

3.手术中发生的意外大出血的止血方法。

其止血方法是先用纱布或手指暂时制止出血，用吸引器清除局部出血，看清出血部位和性质，酌情选用单纯结扎法或缝合结扎法止血。且忌惊慌失措、盲目乱夹，以防引起新的损伤，导致更多出血。

（三）电凝止血法

电凝止血法是用电烧器通过高频电流组织接触点产热，使血液凝固的止血方法。常用于皮下小出血点和不易结扎的出血点，如胸腹部较大切口渗血及肝脏断面的止血。

① 优点是止血迅速、节省时间，不留结扎于组织内。

② 缺点是止血效果不完全可靠，凝固的组织易于脱落而再次出血，对较大血管的出血不能制止，对有凝血机能障碍的患者止血效果更差。

伤口有污染时，使用电凝止血易引起感染。酒精消毒后注意勿烧灼患者。

（四）止血材料和药物止血法

常用的止血剂有明胶海绵、生物胶等。其作用原理是促进血液凝固和提供凝血块的支架。该法主要用于压迫止血无效的渗血面，如肝脏创面的渗血和创面广泛渗血。

但需指出，这些促凝物质尤其是生物胶容易产生过敏反应。因此，对有过敏反应的患者要慎重使用。

手术部位应用肾上腺素能使血管收缩，可减少切开后的出血，但有增加感染的机会，且可影响心功能，宜慎用；对局部表浅麻醉的患者应用较多。

（五）止血带止血法

可暂时阻断血流，用于手术中临时制止大出血或预防出血。该法能创造出"无血"手术野，消除了术中失血，利于操作。一般用于肢体手术或在肝十二指肠韧带处阻断肝动脉和门静脉，以控制肝的出血。但需指出，这种阻断血流的结果会使组织缺氧，故须掌握阻断时间，以免引起坏死。

（六）其他止血法

如脑外科手术和肝脏手术时可采用银夹止血，骨外科手术时对骨髓腔的出血用骨蜡填塞止血等。

四、结扎

打结是手术最基本操作之一，主要用于血管结扎和创伤缝合时结扎。打结的速度影响手术时间的长短，打结方法的正确与否可影响结的牢固性，不良的结扎可导致出血，甚至发生伤口裂开，直接影响手术的效果。

（一）结的种类

常用的有方结、三重结和外科结三种（图1-4）。

（1）方结　又称平结，是由两个方向相反的单结所组成，为手术中最常见的结，用于结扎血管和各种组织缝合［图1-4(a)(b)］。

（2）三重结　由三个单结组成，其中第二个单结方向与第一、第三个单结的方法相反。也即在方结的基础上再加一个单结，第三个单结与第一个单结的方向相同［图1-4(c)］。三重结最为牢固可靠，用于有张力的组织缝合、大血管的结扎或肠线、

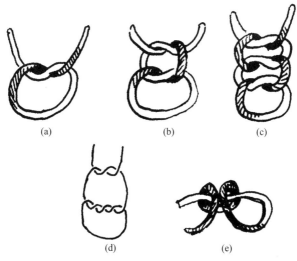

(a)　　　　　　(b)　　　　　　(c)

(d)　　　　　　(e)

图 1-4　结的种类

尼龙线的打结。

（3）外科结　第一个单结的线圈绕两次［图1-4（d）］，使摩擦面加大，因而打第二个单结时第一个结不易松散，比较牢固可靠，组织张力大时可采用，一般不常用。

此外，还有下列一些不宜使用的结。

① 假结：由两个方向相同的单结组成，结扎后易于松散、滑脱。

② 滑结：作方结过程中，由于牵接线头和线尾的力量、方向不均所造成，易滑脱［图1-4（e）］。

（二）打结的方法

1.单手打结法。

常用、简便、迅速，用线节省。左、右手均可打结。主要用拇指、示指及中指进行操作。操作要领如下。

① 用左手或右手打结时，打结的手所持线段要短些，方能使打结动作便利。

② 凡"持线""挑线""勾线"等动作必须运用手指末节近指尖处，才能做到迅速有效。

③ 拉线打结时注意线与成结的方向应一致。

④ 双手用力要适当、均匀、平衡，否则易成滑结。

2.双手打结法。

第一个单结用右手如同单手打结法的第一步骤，第二个单结换用左手以同样方法打结。该法适用于深部组织的打结。用双手打结时，还有一种紧张打结法，即两线段一直保持适当的张力，不至于打第二个单结时第一个单结松开。

3.器械打结法。

当线段过短，或为了节约缝线，或在深部组织进行结扎时，都可用此法打结。但此法不如单手打结敏捷、牢固。常用的器械为止血钳或持针器，可用一手持线，另一手持钳打结。

五、缝合

【定义】缝合是将已切开或外伤后裂开的组织器官进行对合或重建，以提供良好的愈合条件。缝合技术是外科手术操作基本功的关键技术之一。在愈合能力正常情况下，愈合是否完善取决于缝合方法是否适当。

【原则】组织缝合的原则是尽可能同类组织、自深而浅逐层缝合，并要正确对合。

【要求】①缝合切口两侧的组织时，缝线所包括的组织应是等量、对称和对合平齐。②组织缝合后不能留有死腔。③缝线选择要适当。④注意缝合时针距和边距。⑤结的松紧要适度，以其创缘密切相接，并不会割裂缝合部位的组织，也不会造成结扎部位的组织发生缺血为原则。

【方法】缝合方法根据缝合后切口边缘的形态可分为单纯缝合、内翻缝合和外翻缝合三类，并且每一类又可分为间断缝合、连续缝合两种。

（一）单纯缝合

缝合后，切口边缘对合。常用的有以下几种（图1-5）。

（1）间断缝合　又称结节缝合，每缝一针即作结，各结缝线互不相连。最常用，如皮肤、皮下、筋膜等组织的缝合［图1-5(a)］。

（2）连续缝合　从切口的一端开始（最好在切口之顶端处）先缝一针打结，缝线不剪断，继续进行缝合直至切口的另一端再打结。打结前须将线尾反折部分留在切口一侧，用其与双缝线打结。此法优点是节省用线和时间［图1-5(b)］。

（3）"8"字缝合　缝针斜着交叉缝合，呈"8"字形，且有两针缝合的效力，常用于张力较大的组织缝合（如肌腱）。该法结扎较牢固，且可节省时间。注意"8"字形的交叉应在切口深

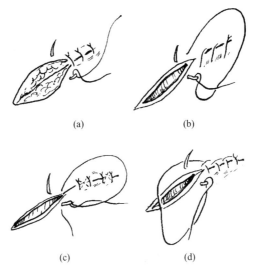

(a)

(b)

(c)

(d)

图 1-5　单纯缝合种类

面，如果在浅面，接紧线结扎时，切口易折皱〔图 1-5(c)〕。

（4）毯边缝合　又称锁边缝合，常用于胃肠吻合时后壁全层缝合或游离植皮时边缘的固定缝合等〔图 1-5(d)〕。

（5）减张缝合　对创缘相距较远，单纯缝合后切口张力较大，为防止术后切口裂开，可增加减张缝合。在远离切口缘处进针，缝线穿出皮肤后，套上一段橡皮管，以防止缝线切割组织。由于张力缝合的存在缓解了手术切口处的张力，利于切口愈合。

（二）内翻缝合

缝合后切缘内翻，外面光滑。常用的有下列几种。

（1）垂直褥式内翻缝合法　又称 Lember 缝合。分间断缝合与连续缝合两种，常用的为间断缝合法。在胃肠或肠吻合时，用以缝合浆肌层。缝合后形成浆膜对浆膜（图 1-6）。

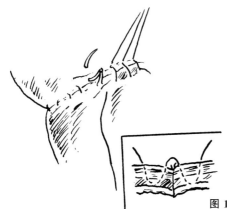

图 1-6　垂直褥式内翻缝合法

（2）间断水平褥式内翻缝合法　又称 Halsted 缝合法。用于缝合浆肌层或修补胃肠道穿孔。

（3）连续水平褥式内翻缝合法　又称 Cushing 缝合法。多用于肠管浆肌层的连续缝合。将线尾自同侧肠壁内穿出，跨至对侧同样作一针与切口平行之浆肌层缝合，用于关闭断端。

（4）连续全层水平褥式内翻缝合法　又称 Connell 缝合法。多用于胃肠吻合时，缝合前壁全层。将吻合口后壁全层连续缝合之线尾由同侧肠腔穿出，再于对侧作与切口平行之全层褥式缝合（即由浆膜面进针，黏膜面出针，再由对侧黏膜面进针，浆膜面出针）拉紧缝线使肠壁内翻，再至另侧肠壁，如此反复进行，直至将吻合口前壁缝完（图 1-7）。

（5）荷包缝合法　为消化道浆肌层缝合法的一种。用于缝合胃肠道的小穿孔、阑尾残端的埋入、固定插入空腔器官的导管。其缝合方法是围绕断端或穿孔之周围行浆肌层连续缝合，当收紧荷包缝合线时，则将断端或穿孔边缘埋入。缝合时注意缝合边距要适当，太远则埋入组织过多，甚至可形成腔道狭窄，并留有残腔；太近则埋入不彻底（图 1-8）。

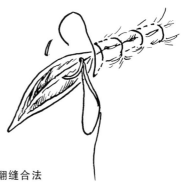

图 1-7　连续全层水平褥式内翻缝合法

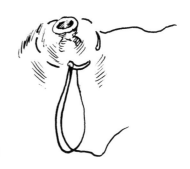

图 1-8　荷包缝合法

(三) 外翻缝合

缝合结果为切口外翻内面光滑。常用于血管吻合、腹膜缝合、减张缝合等。有时亦用于缝合松弛的皮肤（如老年或产妇腹部、阴囊皮肤等），防止皮缘内卷，影响愈合。外翻缝合的基本缝法是褥式（Mattress）缝合，包括如下几种。

（1）间断水平褥式外翻缝合法　常用于血管吻合或减张缝合。

（2）间断垂直褥式外翻缝合法　常用于松弛皮肤的缝合。

（3）连续外翻缝合法　多用于缝合腹膜或吻合血管（图 1-9）。

【注意事项】

① 无论何种缝线（可吸收或不可吸收）均为异物，因此尽可能减少缝线用量。一般选用线的拉力能胜过组织张力即可。

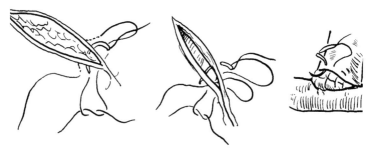

图 1-9　连续外翻缝合法

② 线的拉力，在缝合结扎后远较单线时强，且缝合后的抗张力与缝合的密度（即针数）成正比。因此增加缝合后切口抗张力的方法是增加缝合密度，而不是增粗缝线。

③ 连续缝合的力量分布均匀，抗张力较用间断缝合者强，但其缺点是一处断裂将使全部缝线松脱，伤口裂开。一般多用可吸收线连续缝合。

④ 缝合皮肤时，深度以恰达创底为好，创缘对合好。正确的方法是由伤口一侧垂直刺入，等距离地从另侧穿出。缝针不可过浅，因易留下死腔，积血积液，或伤口对合不齐，导致伤口感染或裂开；过深过紧则皮缘易内卷或下陷，过紧尚可影响切口血液循环，发生肿胀，妨碍愈合。皮肤以间断缝合为佳，每针边距为 $0.5\sim0.6cm$，针距 $1.0\sim1.2cm$，视皮下脂肪厚度及皮肤的松弛情况而定。皮下脂肪厚者，边距及针距均可适当增加，皮肤松弛者应适当缩短，必要时可用间断垂直褥式外翻缝合法，皮肤缝线线头应留长些，一般为 $0.5\sim0.8cm$，便于以后拆除。视皮肤不同部位，也可采用不同方式缝合皮肤，如订书器式缝合或用胶粘合。

六、拆线

【拆线时机】当组织已达有机结合后，即应尽早将皮肤缝线拆除。拆除缝线的时间，依据切口性质、缝合时的张力、缝线的种类、组织愈合能力等因素而定。一般头颈部缝线可于术后 4～5 天拆除，躯干部的缝线可于术后 7 天拆除，四肢的缝线一般于术后 10 天拆除。减张缝线可延迟到术后 9～10 天以后拆除。老年人及营养不良、恶病质患者可推迟拆线时间，或进行间断拆线。

【拆线方法】先用安尔碘棉球消毒皮肤切口及外露的缝线，用有齿镊轻轻提起缝线尾端，使埋入皮肤内的一小段缝线稍露出，以剪刀的尖端将此线段剪断，将缝线牵出，勿将外露的线段剪断，以免抽出缝线时将外露的线段拉入组织内，增加感染的机会。

七、引流

引流也属外科基本操作技术内容，但需指出并非所有手术都需要引流，问题的关键在于每次手术缝合切口之前，应考虑是否需要放置引流。

正确地使用引流，可防止感染的发生和扩散。但是引流物又为异物，刺激组织使渗出液增多，可推迟伤口愈合时间。如引流物放置时间过长，反而会促进继发感染、粘连、瘢痕组织增多，因此选用引流时应慎重。

1.引流的主要作用。

① 将创口内或腔隙中的分泌物、血液、脓液、渗出物不断排出，使创腔逐渐缩小而愈合。

② 创口污染严重，用一般清洁伤口的处理方法估计不能控制感染发生，为使渗液及时排出可放置引流物。

③ 创面较大，术后有渗血可能，尤其可能存有死腔者，放置引流物可避免血肿形成。

④ 肝脏、胆道、胰腺及泌尿道手术后，为了防止胆汁、胰

液、尿液从缝合处漏出潴留在腹腔，放置引流物有引导作用。

⑤ 胃肠道手术有渗漏可能者。

⑥ 减压作用，如开胸术后的胸腔闭式引流术，除排气、排液外，还可促进胸腔负压的恢复，利于肺扩张；胆道手术后"T"型管引流，可防止胆道内压力增高、胆汁外漏；脑室引流可减低颅压等。

2.引流物的种类与选择。

（1）橡皮条引流　一般可用胶皮手套或薄橡皮制品制成，主要用于表浅伤口的引流。

（2）烟卷式引流　用橡皮薄片裹纱布条制成香烟状，其表面光滑，利用毛细管的虹吸作用，达到引流目的。对组织刺激性较小，常用于腹腔引流。

（3）胶皮管引流　诸如橡皮胶管、硅胶管、蕈状管、"T"型管、塑料管等均可用作引流，多用于体腔和深部组织的引流。

（4）纱布引流　可用干纱布或油纱布进行引流，前者用于较大脓肿排脓后制止渗血、吸收渗液和脓汁，后者使用的目的是使创口敞开，促使肉芽组织由深层向浅层生长，且不与新生肉芽组织黏着。

3.注意事项。

① 引流物为异物，因此在能达到引流的前提下，应尽量缩短放置时间。一般引流物放置时间为 24～48h；烟卷式引流可适当延长放置时间，但要每日松动一次，逐日拔出 1～2cm；脓腔内的引流物则应放置至脓腔缩小，接近闭合为止。一些特殊管状引流物可根据具体情况而定。

② 引流物放置的位置必须正确。引流液体的应尽量放在腔隙的低位；引流气体的则应放置在较高位置；体腔内的引流物，最好不经手术切口引出，可在切口旁另做一小戳口为宜。

③ 引流物必须保持通畅，出口处不宜太紧（胸腔闭式引流除外），引流物不要扭曲，引流管不能被堵塞。

④ 引流期间要注意观察引流液体的性质及数量，用以判断是否有出血、缝合口破裂、感染、引流不畅等情况，以便采取措施及时处理。

⑤ 引流物必须妥善固定，并记录其数目，引流管如需接引流瓶则应及时安装好，并要注意防止引流瓶内液体倒流入体腔内。

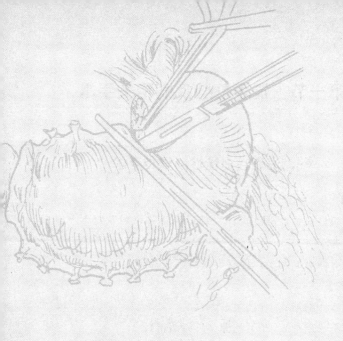

第二章

普通外科常用的小手术

第一节　浅表静脉疾病相关手术

一、浅表性血栓性静脉炎手术

【适应证】

◆ 浅表性血栓性静脉炎伴局部疼痛，并可触及皮下硬结状、索条样异常。

◆ 因有静脉周围炎，伴有皮肤微红及触痛。

【术前准备】

◆ 肝素注射液；

◆ 碘酊（碘酒）、75％乙醇（75％酒精）；

◆ 圆珠笔、1ml皮试注射器。

【麻醉方式】

◆ 不需麻醉。

【手术步骤】

1.用手先摸清皮下索条或硬结的部位，用圆珠笔沿索条或硬结画一标记线，然后用碘酊、乙醇消毒皮肤。

2.用1ml的皮试注射器，吸取肝素注射液0.5ml（便于注射），先在索条或硬结两端皮内各注射1个直径约1cm大小的皮丘，然后沿索条或硬结（按圆珠笔标记线）每隔1cm，注射1个直径1cm大小的皮丘。

【手术技巧及特别提示】

◆ 两个皮丘的间距不要超过0.5cm，否则效果欠佳。

◆ 在酒精脱碘时，注意不要将标记线擦去，以免注射不准。

◆ 第一次注射后，若索条或硬结未完全消退，可于第3天，在第一次注射的两针之间，再注射1次，或在未消失的索条、硬结上再注射1次，一般注射1～2次，索条或硬结即消退，症状即消失而痊愈。

【术后处理】

◆ 无需术后处理。

【并发症】

◆ 无严重并发症。

二、浅表性闭塞性静脉炎手术

【适应证】

◆ 浅表性闭塞性静脉炎无肝素注射液。

◆ 浅表性闭塞性静脉炎的病程过长。

◆ 局部皮内注射肝素效果不佳。

【术前准备】

◆ 碘酊、75％酒精、无菌巾；

◆ 利多卡因、弯盘、镊子、止血钳（蚊式血管钳）、剪刀、手术刀、纱布、缝线。

【麻醉方式】

◆ 局部麻醉。

【手术步骤】

1.选择索条的中间部，也就是最紧张的部位。常规用碘酊、酒精消毒皮肤，铺无菌巾，局部做皮内麻醉，做一长约1.5cm皮肤横切口。

2.切开皮肤后，用蚊式止血钳，轻轻分开皮下组织，拉紧皮肤，即见一绷紧的索条组织，将其与周围组织分开，切除该索条1cm左右，然后全层缝合切口，术毕外加敷料包扎。

【手术技巧及特别提示】

◆ 做切口时，用力不要太大，以免将索条连同皮肤切断。

◆ 本病为非炎症性血管内膜炎，抗生素等治疗无效。

【术后处理】

术后第 9 天拆线。

【并发症】

◆ 切口感染。

三、大隐静脉曲张手术

【适应证】

◆ 大隐静脉曲张症状明显。

◆ 无深静脉阻塞。

【术前准备】

◆ 术前一天病人洗澡，剃去下肢和外阴部体毛。

◆ 用甲紫或亚甲蓝，描绘出所有曲张静脉的走向，并用碘酊染色固定。

【麻醉方式】

◆ 局部麻醉、腰麻（蛛网膜下腔麻醉）或硬膜外麻醉。

【手术步骤】

大隐静脉高低位结扎和切除

1.在耻骨结节外侧 2cm，向下 2cm（腹股沟韧带下 3cm），以股动脉搏动内侧为中点，做一斜行或纵行皮肤切口（图 2-1），长 5～6cm。

2.切开皮肤后，用小弯止血钳，在皮下组织内分出大隐静脉主干。在静脉后侧绕过纱布条作为牵引，并分离其分支。

3.沿大隐静脉干，分出腹壁浅静脉、旋髂浅静脉、阴部外浅静脉、股内侧静脉及股外侧静脉，并结扎切断，直至大隐静脉进入股静脉处。

4.在离股静脉 0.5～1cm 处，用粗丝线结扎大隐静脉。然后

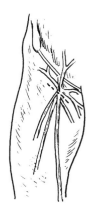

图 2-1 皮肤切口

在结扎线的远端，用两把止血钳夹住大隐静脉，在两钳间切断静脉，并将结扎端再做贯穿缝扎（图 2-2）。

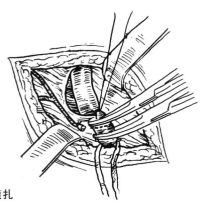

图 2-2 贯穿缝扎

5.牵引大隐静脉远端的止血钳，向下继续分离静脉，结扎遇到的分支，直到不能再往下分为止（图 2-3）。再在静脉远端一适当的部位，再做一横形切口，分出静脉，并向上分离，达到与上端游离静脉相接，并将上端静脉从切口拉出。以同样方法剥离、结扎、切除远端的曲张静脉。最后绷带加压包扎。

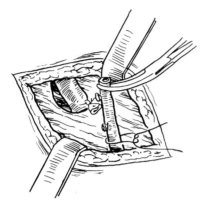

图 2-3　分离静脉

大隐静脉剥脱切除术

术前准备及麻醉、消毒、皮肤切口、大隐静脉寻找等步骤，都与"大隐静脉高低位结扎和切除"相同，不同点如下。

1.在高位结扎、切断大隐静脉之后，在静脉远心端套一松结，放开止血钳，插入大隐静脉剥脱器。

2.沿静脉向下推进，如遇到阻力，表示可能已达深静脉交通支的平面，或为静脉曲折部位。这时可参考术前所标记的静脉走向位置，另做一个 2～3cm 长的小切口，显露该静脉，切断结扎交通支。在剥脱器头的近、远端，将静脉分别结扎，使静脉与剥脱器固定。最后在剥脱器头以下，切断静脉主干。

3.将剥脱器自腹股沟切口，缓慢、用力抽拔，将静脉连同剥脱器一起抽出。应边抽边压迫止血，并用绷带自下端切口，向下压迫包扎剥脱部位。

4.再从下段切口，以同样方法向下分段抽出曲张的静脉，直至踝部，最后双重结扎远端静脉，缝合切口。

5.将曲张静脉——剥除，缝合切口。绷带加压包扎。

【手术技巧及特别提示】

◆ 分离静脉时注意牵拉用力不要过大，以免拉断静脉。

◆ 小腿有溃疡，或曲张静脉蜿蜒屈曲明显，不能继续用剥脱器时，可在小腿内侧或根据静脉曲张情况，做一斜行或 S 形切口，剥离出曲张静脉。

◆ 大隐静脉曲张时，其属支也相应扩张，有时误将股外侧浅静脉当成大隐静脉结扎，而使手术失败。故手术时应将大隐静脉主干及属支分离清楚后，再行结扎、切断，以免有误。

◆ 偶有股外侧浅静脉直接汇入股静脉者，其上端位于筋膜之下，如有此种解剖上的异常，则于手术野内不能见此静脉，将该属支遗漏，也可使术后复发。

◆ 如交通支静脉瓣机能不全时，单纯做高位结扎，手术必定失败。因此，手术前必须详细检查交通支的机能是否健全。如有功能不全时，术前确定其部位，术中给予结扎。

◆ 应距股静脉 0.3～0.5cm 处结扎大隐静脉。如距离过短则易结扎部分股静脉，造成股静脉狭窄。如距离过长则易形成血栓，血栓脱落可引起肺梗死。

◆ 大隐静脉近端的结扎线要确实可靠。如果线结脱落，血液可由髂静脉、股静脉逆流（此时静脉瓣机能不全），引起大出血。

◆ 在股部寻找大隐静脉时，切勿过深，如深入股部筋膜下时，则不能找到大隐静脉，并易造成股静脉的损伤。术中可沿找到的属支向近心端寻找，可顺利地找到大隐静脉。

【术后处理】

◆ 术后卧位休息，抬高患肢，肢体经常做肌肉收缩，以促进血液循环。

◆ 术后第 3 天可下床活动。

◆ 绷带加压包扎应维持 1 周，如有松脱，应加固。

【并发症】

◆ 复发；

◆ 股静脉损伤；

◆ 术后出血。

四、小隐静脉高位结扎与分段切除术

【适应证】

◆ 原发性小隐静脉曲张症状明显。

◆ 无深静脉阻塞。

【术前准备】

◆ 术前一天病人洗澡，剃去下肢体毛。

◆ 用甲紫或亚甲蓝，描绘出所有曲张静脉的走向，并用碘酊将其固定。

【麻醉方式】

◆ 局部麻醉、腰麻（蛛网膜下腔麻醉）或硬膜外麻醉。

【手术步骤】

1.在腘窝横纹线上 2～3cm（约二横指）处，做一长约 5cm 的横切口（图 2-4）。

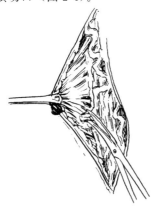

图 2-4　腘窝横纹切口

2.切开浅、深筋膜后，结扎、切断进入小隐静脉的各分支，找到小隐静脉进入腘静脉的汇合处，分出小隐静脉后，近端做高位结扎、切断。远端插入剥脱器进行剥脱。

3.如静脉过分弯曲，插入剥脱器失败，则可用分段剥脱切除法（图 2-5）。

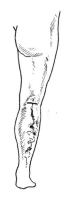

图 2-5　分段剥脱切除静脉

4.术毕后，缝合皮肤，衬以敷料，自踝部至膝上，用绷带加压包扎。

【手术技巧及特别提示】

◆ 在腘静脉内侧有腘动脉、外侧有胫神经，术中应避免损伤。

【术后处理】

◆ 术后护理与大隐静脉曲张手术相同。

【并发症】

◆ 复发；

◆ 术后出血；

◆ 胫神经损伤。

五、静脉切开术

【适应证】

◆ 大量失血、休克或其他危急情况急需输血、输液，而静脉穿刺有困难或失败者。

◆ 在行某些大手术，为确保手术中输血、输液通畅或测定中心静脉压，可预先做静脉切开。

【术前准备】

◆ 术区常规消毒。

【麻醉方式】

◆ 局部麻醉，仰卧位。

【手术步骤】

（以踝部大隐静脉切开术为例。）

1. 于内踝前上方 1cm 处做横切口，切口长 1～2cm。切开皮肤、皮下组织（图 2-6）。

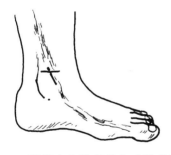

图 2-6 切口

2. 用弯止血钳由前向后紧靠胫骨骨膜分离，即可将包括大隐静脉在内的一束组织挑起（图 2-7），其中常伴有隐神经，再用止血钳沿静脉走行方向将大隐脉分离出 1～2cm。

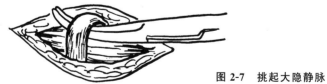

图 2-7 挑起大隐静脉

3. 在静脉后面穿过两条细丝线，结扎远端丝线，近端丝线先作一线结，暂不结扎（图 2-8）。

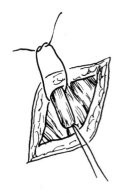

图 2-8　穿线结扎

4.在两线间用蚊式止血钳钳夹小部分血管壁,于其下方斜行切开部分静脉壁,注意不可切断。左手轻轻提起蚊式止血钳,右手持已充满生理盐水的静脉切开针头或塑料管,自切口向近端轻轻插入 5～6cm(图 2-9)。结扎近端丝线,剪除线尾。

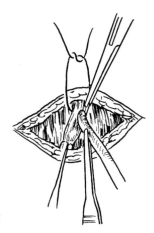

图 2-9　插入针头或塑料管

5.结节缝合皮肤。用皮肤缝线结扎固定静脉切开针头或塑料管,以防脱落(图 2-10)。

【手术技巧及特别提示】

◆ 小儿的踝部大隐静脉较细小,有时仅能容细塑料管,在横

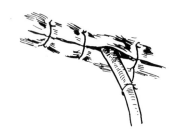

图 2-10　结节缝合皮肤

行切开静脉时，极易切断，故可做纵切口，将塑料管断端斜剪断，使其前端尖形。左手将远端线结轻轻向下牵拉，使血管稍呈紧张状态，右手将塑料管沿静脉纵切口轻轻插入。

◆ 如误将静脉切断，血管回缩，此时可将切口向上延长 1～2cm，即可找到静脉断端，仍可完成手术。

【术后处理】

◆ 向静脉内插管完成后，立即连接输液管，同时检查液体有无外渗。

【并发症】

◆ 术后出血。

第二节　气管切开术

【适应证】

◆ 各种因素引起的呼吸道梗阻。

【术前准备】

◆ 取仰卧位，肩下垫高，头后仰，使气管前移，并保持气管于正中位（图 2-11）。如果病情不许可，也可改为半卧位。

【麻醉方式】

◆ 局部麻醉，深昏迷或病情危急者可不做麻醉。

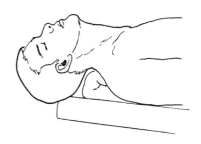

图 2-11　正中位

【手术步骤】

1. 于胸骨颈静脉切迹上方做纵行正中切口，长 3～4cm。切开皮肤、皮下组织、颈白线及颈前筋膜，用拉钩将舌骨下肌群向两侧拉开，显露气管前间隙（图 2-12）。

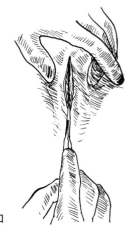

图 2-12　切口

2. 显露、切开气管软骨环。逐层切开后，显露出第 3、第 4 或第 4、第 5 气管软骨环，以尖刀刀刃，向上在第 3、第 4 或第 4、第 5 气管软骨间垂直刺入，并由下向上切开两个气管软骨环（图 2-13）。

3. 用止血钳撑开气管切口，迅速吸除血液及分泌物，按横进（从颈部左侧插向气管切口）顺下（沿气管走行）插入适当型号的带有管芯的气管套管。立即拔出管芯，换插内套管（图 2-14）。

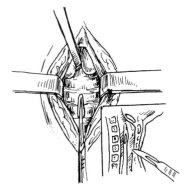

图 2-13 显露、切开气管环

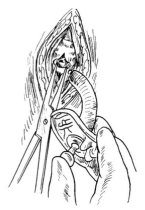

图 2-14 换插内套管

4.结扎气管套管两侧缚带，固定套管，缝合套管上端皮肤切口，套管周围用纱布保护后，套管外口覆盖薄层湿纱布。

【手术技巧及特别提示】

◆ 术中头部必须始终保持在正中位，不可偏斜，以免气管移位。头部两侧可用橡皮枕固定。拉钩向两侧牵拉时，用力要均匀，以防切偏气管，或误在气管后进行分离寻找气管，不但找不到气管，还易造成食管的损伤。

◆ 切开气管软骨环时，应防止过深或过浅。过浅时气管黏膜未切开，导管可能插入气管与气管黏膜的夹层；过深可能伤及气管后壁（膜部），甚至损伤食管，造成气管食管瘘。

【术后处理】

◆ 定期消毒及护理气管插管。

【并发症】

◆ 损伤食管。

第三节　清创术

【适应证】

◆ 外伤后伤口存留异物和血肿。

◆ 外伤后伤口有坏死和失去活力的组织。

◆ 一般伤后 6～8h 以内，是清创的最好时机，根据受伤部位的局部解剖特点、创口污染程度，清创时限可适当延长。对创口已有明显感染者，要给予换药及抗感染治疗。

【术前准备】

◆ 刷洗　用无菌纱布覆盖创口，剃净创口周围皮肤上的毛发，必要时可用乙醚或汽油去除油垢。先用肥皂水刷洗创口周围皮肤 2～3 遍后，再用生理盐水冲洗干净（图 2-15）。

◆ 冲洗伤口　取下覆盖创口的纱布，用生理盐水冲洗创口，边冲洗边用纱布轻轻擦拭创口，去除表浅异物，如伤口较深，还应以 3% 过氧化氢冲洗后，再用生理盐水冲洗干净。有活动性出血时，应予止血，然后将手术区周围的皮肤由外向里进行消毒，铺无菌巾（图 2-16）。

【麻醉方式】

◆ 根据具体情况进行选择。上肢外伤多用臂丛神经麻醉，下肢外伤可选用硬膜外麻醉或腰麻（脊椎麻醉）。

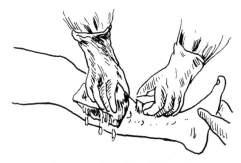

图 2-15　刷洗创口周围皮肤

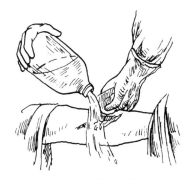

图 2-16　冲洗创口

◆ 体位根据受伤部位选择。

【手术步骤】

1.对皮肤、皮下组织的处理。

用利刀沿创缘切除挫伤和不整齐的皮肤（图 2-17），一般切除 0.2～0.3cm，对皮肤应尽量保存有活力的部分，以免缝合时张力过大。皮缘修整后更换手术刀，对污染、破碎的皮下组织尽量切除。如深部组织挫伤严重，需切开深筋膜，进行减压。

2.对肌肉组织的处理。

彻底切除坏死和失去活力的肌肉，即暗红色或灰白色、失去原有光泽和收缩能力、切割时又不出血的肌肉组织（图 2-18）。

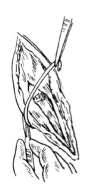

图 2-17　切除挫伤和不整齐的皮肤

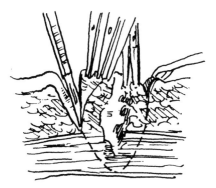

图 2-18　切除坏死和失去活力的肌肉

3. 对骨骼的处理。

完全游离的小骨片可以去除。较大的或与骨膜连结的骨片，应尽量保留，并放回原位，以免造成骨缺损和骨不连接。

4. 对血管的处理。

较大的血管损伤，如侧支循环充分，不妨碍远端血运时可予以结扎。如若危及远端血运，须行血管吻合。

5. 对神经、肌腱损伤的处理。

对于神经、肌腱断裂伤，如情况允许，可将损伤部分进行修整，尽量争取一期缝合。否则，可将断端部分分出，分别用黑色丝线缝于附近组织上，以备二期修复。

6.对关节开放性创伤的处理。

切开关节囊，清除异物及游离小骨片，彻底止血，充分冲洗后缝合关节囊。如果缺损较大无法缝合时，可将附近的软组织覆盖在关节上，使之不与外界相通。关节囊内注入抗生素，囊外放置引流物。

7.缝合。

根据局部污染轻重、伤后经过时间等决定是否进行一期缝合。

【手术技巧及特别提示】

◆ 创伤广泛、出血较多者，应给予输血、补液，预防休克。

◆ 一般伤后 6～8h 内得到清创处理的，可做一期缝合。但对手部损伤，虽在伤后 24h 以上得到清创处理，也应考虑一期缝合或定位缝合。但对腿部损伤，虽在伤后 24h 以上得到清创处理，也应考虑一期缝合或定位缝合，局部放置引流物。

◆ 创腔有神经、血管、肌腱、骨骼暴露时，即使不做一期缝合，也要用邻近肌瓣将上述组织覆盖，并做简单的定位缝合，以防暴露的组织坏死或感染。一期缝合的创口，如果皮肤缺损较多、张力过大时，可行减张缝合。

◆ 对创伤污染较重、清创较晚、清创不够满意者，可在清创术后 4～7 天缝合，如若创面无感染，创缘对合后张力不大者，可行延期缝合。

◆ 对创伤污染严重、已发生明显感染的，暂不缝合，给以换药、抗感染治疗。待清创后 10～14 天缝合，如果创面炎症消退、肉芽生长良好，对合后张力不大的，进行二期缝合。目的是促进创口愈合，减少瘢痕，最大限度地恢复其功能。

◆ 术中严格无菌操作，注意勿造成副损伤。清创要彻底，创口应呈楔形，使外口大、底部小，便于引流。缝合时深筋膜不要缝合，以免影响引流。

◆ 缝合前要彻底冲洗创腔，按层次对合准确，避免留有死腔，否则会造成感染。

◆ 肢体创伤一般不上止血带，以免不易识别坏死组织（特别是肌肉），影响清创的彻底性。

◆ 战伤因战地环境和条件所限，任何伤口都不做一期缝合，留待做延期缝合或二期缝合。

【术后处理】

◆ 定期换药。

◆ 合并血管、神经、肌腱损伤者，修复后局部应制动。

【并发症】

◆ 感染；

◆ 骨缺损、骨不连接。

第四节　脓肿切开引流术

【适应证】

◆ 脓肿一旦形成，则应行切开引流术。

【术前准备】

◆ 深部脓肿可先行穿刺，确定脓腔位置及深度后，逐层切开。

【麻醉方式】

◆ 一般采用局部麻醉，对脓肿较大、位置较深者或小儿可选用全身麻醉。

【手术步骤】

1. 于脓肿波动最明显处切开。深部脓肿可先行穿刺，确定脓腔位置及深度后，逐层切开（图 2-19）。痈切开可做"十"字形、"＋＋"或多条纵形切口（图 2-20）。乳房脓肿应做与乳房呈放射状的切口，乳房后深在或巨大的脓肿可做乳房下方弧形切口（图 2-21）。关节附近的脓肿，切口应尽量远离关节，以免术后形成瘢痕，影响关节功能。

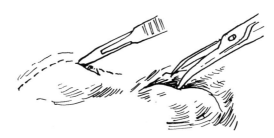

图 2-19　逐层切开脓肿

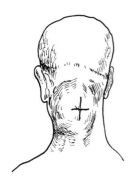

图 2-20　"十"字形切口

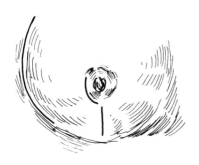

图 2-21　弧形切口

2.切开脓肿。达脓肿壁时，以尖刀切一小口，用止血钳插入脓腔扩大创口，排出脓液。再用示指伸入脓腔内探查。如有纤维间隔，应予以剥开，以确保引流通畅（图2-22）。

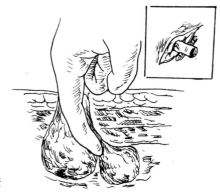

图2-22　脓肿内探查

3.放置引流物。排出脓液后，可用生理盐水冲洗脓腔，然后根据脓腔位置、大小及脓液多少选用引流物（盐水纱条、凡士林油纱条或胶管），将引流物置入脓肿腔底，引流物尾部留于切口之外（图2-23）。

4.用敷料覆盖，包扎创口。

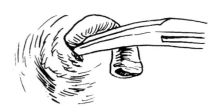

图2-23　放置引流物

【手术技巧及特别提示】

◆ 切口要足够大，尽量选在脓肿的低位，便于引流。脓腔间隔要分开，保证术后引流通畅。

◆ 脓肿切开时勿损伤脓腔后壁，术中遇到出血点，尤其动脉出血应予结扎，渗血可用引流条加压充填止血。

◆ 深部脓肿在试穿时不宜抽脓过多，以免脓腔缩小，不便寻找。

【术后处理】

◆ 定期换药。

【并发症】

◆ 感染。

一、髂窝脓肿切开引流

【适应证】

◆ 髂窝脓肿是指髂窝部的淋巴结及其周围的疏松结缔组织化脓性感染后形成的脓肿。早期感染可用抗炎药物治疗，一旦抽出脓液，应做切开引流。

【术前准备】

◆ 可先行穿刺，确定脓腔位置及深度后，逐层切开。

【麻醉方式】

◆ 一般局部麻醉。

【手术步骤】

1. 皮肤消毒后，在髂前上棘内侧 2cm 处，做一皮丘麻醉。用 10ml 注射器、7 号注射针，抽吸 1% 普鲁卡因或 1% 利多卡因，经麻醉皮丘，将注射针垂直刺入，直达髂骨，然后将针退至腹内、外斜肌之间，注入麻醉药 10ml。将注射针放平，并向内侧推进，向下呈扇形注入麻醉药 10ml。

2. 在髂前上棘内侧 2cm、腹股沟韧带上缘 2cm，与腹股沟韧带平行，做长 8～10cm 的皮内皮肤麻醉，然后在麻醉处做一个 5cm 长的斜切口（图 2-24）。

3. 切开皮肤、皮下组织和腹外斜肌腱膜，显露出腹内斜肌（图 2-25）。顺肌纤维方向剪开筋膜，钝性分开腹内斜肌和腹横肌纤维，显露出腹膜。

4. 用手指包裹湿盐水纱布，轻轻地向上、向内推开腹膜，即显露出髂窝，可见髂窝脓肿向前突起。

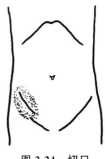

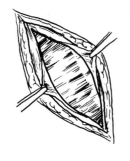

图 2-24　切口　　　　　　　图 2-25　显露腹内斜肌

5.用 15 号粗的穿刺针从脓肿突起部垂直刺下试穿。抽出脓液后不要拔针，留作切开脓肿的指示。切开脓肿壁后，用止血钳分入脓腔，并用吸引器吸净脓液（图 2-26）。

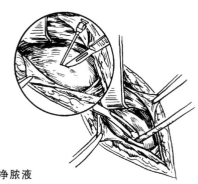

图 2-26　切口脓肿、吸净脓液

6.用示指探入脓腔，测定脓腔大小，然后根据脓腔大小，扩大脓腔壁切口，使引流通畅。然后在脓腔内放置两根软橡皮管或香烟引流。

7.逐层缝合切口。

【手术技巧及特别提示】

◆ 术中必须注意髂血管，切勿误伤，因此，切开前必须先试穿，然后顺穿刺针先做一小切口，用止血钳轻轻扩大切口。

◆ 在引流管处不要缝得过紧，以免引流不畅。

◆ 引流管外端应用别针或缝线固定，以防滑入脓腔。如渗血较多，可用凡士林纱布填塞脓腔止血，纱布另一端留在体外。

◆ 深部脓肿在试穿时不宜抽脓过多，以免脓腔缩小，不便寻找。

【术后处理】

◆ 术后需继续全身抗生素治疗及其他支持治疗。脓腔内的引流管至少要留置5天。以后随着脓液的减少，于换药时逐次向外拔出一小段，并予以剪除，直至脓腔逐渐缩小、引流条完全拔除为止。

◆ 如果引流液不多，而临床症状不缓解，应想到引流不畅的可能。应在换药时戴上消毒手套，用手指探查脓腔，轻轻分开纤维隔，或重新扩大引流，切勿用止血钳盲探盲扩。

【并发症】

◆ 髂血管损伤。

二、膈下脓肿切开引流

（一）后侧胸膜外腹膜外切开引流

【适应证】

◆ 右肝上后间隙脓肿、右肝下间隙脓肿以及腹膜外间隙脓肿，均可采用右后侧胸膜外腹膜外切开引流。

◆ 左肝下间隙脓肿，可采用左后侧胸膜外腹膜外切开引流（图2-27）。

【术前准备】

◆ 病人取侧卧位，健侧在下，并略向前倾斜约15°，用沙袋垫起腰部，消毒术野皮肤，铺无菌巾。

【麻醉方式】

◆ 可用局部麻醉或全身麻醉。

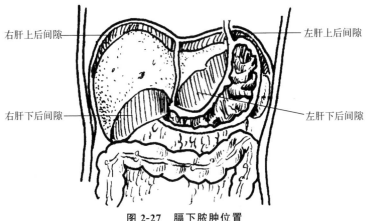

图 2-27　膈下脓肿位置

【手术步骤】

1. 在第 10、第 11、第 12 肋间，旁开脊柱中线 8～10cm 处，各注射一皮丘麻醉。先从第 10 肋间开始，用左手拇指将皮肤轻轻上拉，右手持 7 号针头连接 10ml 注射器，经皮丘麻醉点垂直刺入至触及肋骨骨质。松开左手，针头随皮肤下移，即达肋骨下缘。沿肋骨下缘，将针再刺入 0.2～0.3cm。回抽无血或气体后，注入 1% 利多卡因或 1% 普鲁卡因 5ml，然后用同样手法注射第 11、第 12 肋间，以阻滞肋间神经。再在胸 12、腰 1 棘突平面之间向腋后线做一长 8～10cm 斜形皮内麻醉。

2. 顺皮肤麻醉处切开皮肤、皮下组织。拉开背阔肌和下后锯肌（必要时也可将其切断），显露第 12 肋（图 2-28）。

3. 顺肋骨切开肋骨骨膜，剥离骨膜，并切除一段 5cm 左右的肋骨。

4. 切除肋骨后，在与第 1 腰椎棘突平面处，横形切开第 12 肋骨内面的骨膜，缝扎肋间血管，显露深层处的膈肌，将膈肌在脊柱附着部切开，即为肾周围脂肪囊的上区。将肾周围脂肪作钝性分离，即见肾包膜的后壁（图 2-29、图 2-30）。

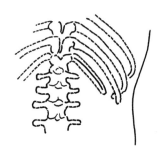

图 2-28　显露第 12 肋

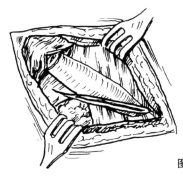

图 2-29　钝性分离肾周围脂肪（一）

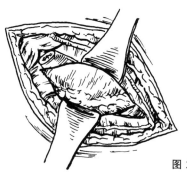

图 2-30　钝性分离肾周围脂肪（二）

5.用手指探查脓肿部位，若为肝间隙脓肿或脓肿偏上，可用手指将腹膜从膈面轻轻推开，向上分离；如为肝下肾前脓肿，应在肾上极向前向下分离（图 2-31、图 2-32）。

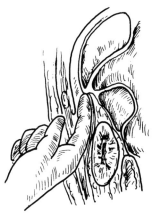

图 2-31　腹膜分离（一）

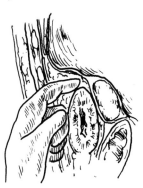

图 2-32　腹膜分离（二）

6.经上述方法分离后，找清脓肿部位，用针试穿。如抽得脓液，沿穿刺针切开一小口，然后用止血钳扩大切口，再用手指伸入脓腔，分开纤维隔。

7.较小的脓腔，放下香烟引流条引流。较大的脓腔应放入较大的软橡皮管引流（图 2-33）。

【手术技巧及特别提示】

◆ 如果手术中发现胸膜破裂，可先用纱布压住，然后缝闭裂口。如无严重气胸和呼吸困难，可不做处理，术后空气会逐渐自行吸收。如果有呼吸困难，应及时做胸穿排气。

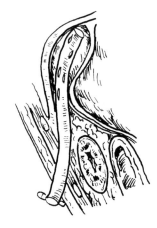

图 2-33 放置引流物

◆ 需注意在剥离肋骨骨膜时要特别小心，尤其是肋骨上缘和内面，以免损伤胸膜。

◆【并发症】

◆ 损伤胸膜。

（二）前侧腹膜外切开引流

【适应证】

◆ 适用于右肝上前间隙和左肝上前间隙及左肝下前间隙的脓肿。

【术前准备】

◆ 病人取平卧位，常规消毒术野皮肤，铺无菌巾。

【麻醉方式】

◆ 可用局部麻醉或硬膜外麻醉。

【手术步骤】

1.沿右肋缘下或左肋缘下 2cm 做一斜切口。切开皮肤、皮下组织、腹外斜肌、腹内斜肌、腹横肌及腹横筋膜，如脓肿靠内侧，应切断腹直肌，而不切断腹内、外斜肌。显露腹膜，但不切开腹膜。

2.用示指在腹膜和膈肌之间向上分离。

3.触及脓肿后，先用针作试穿。如抽出脓液，即沿穿刺针切开脓肿一小口，再用手指伸入脓腔，分离纤维隔，然后放置引流条（图 2-34、图 2-35）。

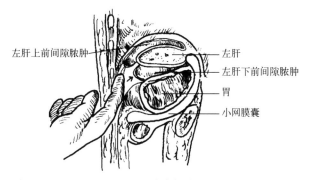

左肝上前间隙脓肿
左肝
左肝下前间隙脓肿
胃
小网膜囊

图 2-34　分离纤维隔

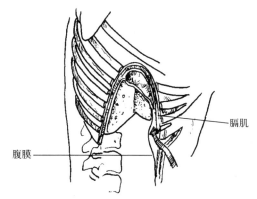

膈肌
腹膜

图 2-35　放置引流条

【手术技巧及特别提示】
◆ 脓腔间隔要分开，保证术后引流通畅。

【术后处理】
◆ 术后处理同后侧胸膜外腹膜外切开引流术。

【并发症】

◆ 切口感染。

（三）经胸膈下脓肿切开引流

【适应证】

◆ 右肝上高位脓肿。

【术前准备】

◆ 患者取左侧卧位，健侧在下，并略向前倾斜约 15°，用沙袋垫起腰部，消毒术野皮肤，铺无菌巾。

【麻醉方式】

◆ 可用肋间局部麻醉或全身麻醉。

【手术步骤】

1.切口经第 9、第 10 肋腹中线做一与肋骨平行的、长 8～10cm 的切口。切除一段肋骨，显露胸膜。

2.根据胸膜与膈肌有无粘连，可分为一期手术和二期手术。如已有粘连，行一期手术，即直接在粘连部行穿刺，抽得脓液后，沿穿刺针切开粘连的胸膜和膈肌，引流脓肿。若无粘连，则用碘酊涂搽胸膜，再用纱布填塞伤口，使肋膈角胸膜与膈肌产生粘连，待 3～5 天后，行二期手术，即从原切口进入，通过粘连的胸膜和膈肌，先用针穿刺，抽得脓液，沿穿刺针切开脓肿壁，用手指伸入脓腔，分开纤维隔，放入引流条（图 2-36，图 2-37）。

【手术技巧及特别提示】

◆ 脓腔间隔要分开，保证术后引流通畅。

【术后处理】

◆ 术后处理同后侧胸膜外腹膜外切开引流术。

【并发症】

◆ 切口感染。

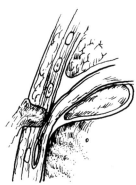

图 2-36　切开脓肿壁

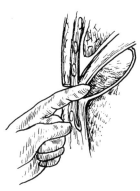

图 2-37　手指分开纤维隔

（四）经腹腔膈下脓肿切开引流

【适应证】

◆ 肝下间隙脓肿。

【术前准备】

◆ 病人取平卧位，常规消毒术野皮肤，铺无菌巾。

【麻醉方式】

◆ 可用局部麻醉或硬膜外麻醉。

【手术步骤】

1.取肋缘下斜切口。若需剖腹探查，取旁正中经腹直肌切口，达腹膜。

2. 探查腹膜是否与脓肿壁粘连，若已有粘连，可在粘连部用针试穿，抽得脓液，则沿穿刺针在该区切开引流。如无粘连，则切开腹膜，找寻脓肿部位，并用穿刺证实脓肿。找到脓肿后，最好将下缘腹膜与脓肿壁缝合后再切开，如缝合有困难，则用纱布垫将脓肿与周围脏器隔开后，再切开脓肿，并应先切一小口，将吸引器头对准切口，及时将脓液吸出，避免脓液外溢。然后伸入手指进行探查，并分开纤维隔。

3. 放置引流条或软橡皮管。切口小者，可以不缝合切口，在切口内填以凡士林纱布。切口大者，留下引流管处，缝合其余部位切口。

【手术技巧及特别提示】

◆ 脓腔间隔要分开，保证术后引流通畅。

【术后处理】

◆ 术后处理同后侧胸膜外腹膜外切开引流术。

【并发症】

◆ 切口感染。

三、阑尾脓肿切开引流

【适应证】

◆ 阑尾脓肿体积较大，经抗生素治疗，脓肿不仅不缩小，反而增大，超过脐中线，并出现明显波动感。

◆ 阑尾脓肿患者持续高热，全身中毒症状明显。

【术前准备】

◆ 病人取平卧位，常规消毒术野皮肤，铺无菌巾。

【麻醉方式】

◆ 局部麻醉或硬膜外麻醉。

【手术步骤】

1. 在髂前上棘内侧 2cm 处，用 7 号针头接 10ml 注射器，垂直刺入，直达髂骨骨质，然后退至腹内、外斜肌之间，注入2%利多卡因或2%普鲁卡因5ml。在麦氏切口略偏外约1cm，做顺麦氏切口皮肤的皮内麻醉。这样切口略偏外，切开引流时，可避免损伤肠管。

2.在皮内麻醉的皮肤上，做一长约5cm的皮肤切口。切开皮肤、皮下组织后，用1%利多卡因或1%普鲁卡因10ml，在腹内、外斜肌间行浸润麻醉。按麦氏切口，切开腹外斜肌，分开腹内斜肌和腹横肌，显露腹膜。

3.如果可见腹膜水肿、增厚、变脆，提示腹膜与脓肿有粘连，可用针试穿。穿刺时应边穿边吸，看抽出的是脓液还是肠液。若抽出的为脓液，则可沿穿刺针切一小口，将吸引器头对准切口，及时将脓液吸出，然后将吸引器头伸入切口，使切口略扩大，再用手指探查脓腔。

4.根据脓腔，适当扩大切口，找寻阑尾，但不要勉强，一般不易找到。若见到脱落的阑尾，将其尽量取出。见到盲肠部的阑尾断口，用间断缝合将其缝闭，否则放置引流条即可，缝合引流条周围的切口。

【手术技巧及特别提示】

◆ 切开腹膜后，如有大网膜覆盖可将其分离、结扎、切断，显露脓肿壁；如为肠管壁，应避开肠管显露脓肿，切勿直接分离炎症水肿的肠壁，以防肠管被撕裂。

◆ 切开脓肿前一定要先用粗穿刺针抽脓液，抽出脓液后再切开，以免损伤内脏。

◆ 切开前要准备好吸引器吸出脓液，防止腹腔污染。

【术后处理】

◆ 继续抗感染治疗。

【并发症】

◆ 切口感染。

◆ 损伤膀胱、肠管。

四、盆腔脓肿切开引流

（一）经直肠盆腔脓肿切开引流

【适应证】

◆ 小的盆腔脓肿，经抗生素治疗，常可自行吸收，但较大脓肿则须手术切开引流。

【术前准备】

◆ 患者术前应清洁洗肠；

◆ 取截石位；

◆ 患者臀部尽量靠近或略超出手术台边缘。常规消毒皮肤后，留置导尿管排空膀胱，铺无菌巾。

【麻醉方式】

◆ 肛门周围局部麻醉或骶管麻醉。

【手术步骤】

1.用右手示指伸入直肠，再确定直肠前壁脓肿的部位和大小。然后用手指扩张肛门，使肛门括约肌松弛，直到能进入4指。

2.放入肛门镜，显露直肠前壁脓肿隆起部位，然后用9号长穿刺针在隆起部行试穿。

3.当抽得脓液后，用尖头刀顺穿刺针插入脓腔，切开直肠壁，将脓液排出。

4.再用弯止血钳扩大切口，伸入手指分开脓腔内纤维隔，将脓液排尽，最后于脓腔内放置烟卷引流（图2-38）。

【手术技巧及特别提示】

◆ 脓腔间隔要分开，保证术后引流通畅。

【术后处理】

◆ 术后48h内给流食或少渣饮食。

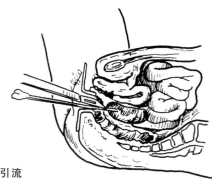

图 2-38　放置烟卷引流

◆ 取半坐位，以利引流。保持引流 3 天。如引流条过早脱出，应作肛门指检，并用手指扩大引流口。如引流口比较大，可以不再放置引流条。

【并发症】

◆ 切口感染。

（二）经阴道盆腔脓肿切开引流

【适应证】

◆ 小的盆腔脓肿，经抗生素治疗，常可自行吸收，但较大脓肿则须手术切开引流。

◆ 已婚女性的盆腔脓肿。

【术前准备】

◆ 患者术前应清洁洗肠；

◆ 取截石位；

◆ 患者臀部尽量靠近或略超出手术台边缘。常规消毒皮肤后，留置导尿管排空膀胱，铺无菌巾。

【麻醉方式】

◆ 一般无需麻醉，必要时可用骶管麻醉。

【手术步骤】

1.常规消毒会阴皮肤。

2.用阴道拉钩扩开阴道，用2％碘酊涂搽阴道黏膜一遍，用75％酒精脱碘两次进行阴道消毒。

3.用子宫颈钳夹住宫颈后唇向前提起，在后穹隆处，用9号长针行试穿刺。

4.抽得脓液后，保留穿刺针头，用一有槽探针顺穿刺针插入脓腔。拔出穿刺针头，用尖头刀，沿探针槽切开脓腔（图2-39）。

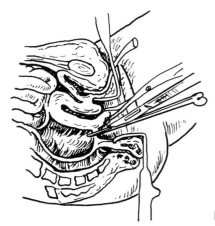

图 2-39　切开脓腔

5.用示指伸入脓腔，扩大切口，分开脓腔内纤维隔，然后放置香烟引流条。

【手术技巧及特别提示】

◆ 脓腔间隔要分开，保证术后引流通畅。

【术后处理】

◆ 术后48h内给流食或少渣饮食。

◆ 取半坐位，以利引流。保持引流3天。如引流条过早脱出，应做肛门阴道指诊检查，并用手指扩大引流口。如引流口比较大，可以不再放置引流条。

【并发症】

◆ 切口感染。

第五节　体表肿物切除术

一、乳头状瘤切除术

【适应证】

◆ 皮肤乳头状瘤是一种常见的良性皮肤肿瘤，约 10% 可恶变，治疗以手术切除为主。

【术前准备】

◆ 清洁手术野皮肤。

【麻醉方式】

◆ 表皮局部麻醉。

【手术步骤】

从肿瘤基底部连同全层皮肤切除。

【手术技巧及特别提示】

◆ 如基底较窄细者，亦可在局部麻醉下行电烙或激光切除。

【术后处理】

◆ 定期换药。

【并发症】

◆ 无。

二、基底细胞乳头状瘤切除术

【适应证】

◆ 基底细胞乳头状瘤又称老年疣，无症状者不需治疗。治疗以手术切除最可靠。

【术前准备】

◆ 清洁手术野皮肤。

【麻醉方式】

◆ 表皮局部麻醉。

【手术步骤】

从肿瘤基底部连同全层皮肤切除。

【手术技巧及特别提示】

◆ 治疗以手术切除最可靠，亦可采用局部冷冻治疗。

【术后处理】

◆ 定期换药。

【并发症】

◆ 无。

三、皮肤纤维瘤切除术

【适应证】

◆ 皮肤纤维瘤亦称皮肤结节病，为一种发生在皮内的纤维组织过度增长病变。一般无需治疗，如因各种原因要求治疗者，可以手术切除。

【术前准备】

◆ 清洁手术野皮肤。

【麻醉方式】

◆ 局部麻醉。

【手术步骤】

全层皮肤切除。

【术后处理】

◆ 定期换药。

【并发症】

◆ 无。

四、鳞状细胞癌切除术

【适应证】

◆ 鳞状细胞癌为常见的皮肤恶性肿瘤之一，手术切除为最主要的治疗方法。

【术前准备】

◆ 清洁手术野皮肤。

【麻醉方式】

◆ 局部麻醉。

【手术步骤】

全层皮肤切除。

【手术技巧及特别提示】

◆ 切除范围至少要包括肿瘤外 1cm 的正常组织，并须切至足够的深度，否则会有复发的可能。

◆ 切除后缺损的组织区可用植皮或皮瓣修补，切勿为了缝合，切除组织不够而导致以后复发。

◆ 放射治疗。鳞状细胞癌对放射线中度敏感，可根据病人的年龄及肿瘤的部位、大小、深度，以及手术不彻底情况选用，亦能取得较好的效果。

【术后处理】

◆ 定期换药。

【并发症】

◆ 无。

五、基底细胞癌切除术

【适应证】

◆ 基底细胞癌，为一种恶性度较低的最常见的皮肤癌，好发于头、面、颈及手背等处，尤其是面部突出部位。本病早期、结节状或较小的溃疡，可以手术切除。

【术前准备】

◆ 清洁手术野皮肤。

【麻醉方式】

◆ 局部麻醉。

【手术步骤】

全层皮肤切除。

【手术技巧及特别提示】

◆ 基底细胞癌对放疗敏感，放射治疗毁容不重，故有条件的可行放射治疗。但肿瘤侵犯到骨骼，对放疗的敏感性下降，应于手术切除后加放疗。

【术后处理】

◆ 定期换药。

【并发症】

◆ 无。

六、色素痣切除术

【适应证】

◆ 色素痣有如下恶变征象者：

① 痣骤然增大；

② 痣颜色加深或不均匀；

③ 痣边界变模糊；

④ 痣周围出现色素环、色素小点或卫星小瘤；

⑤ 痣上原有毛发，而毛发脱落者；

⑥ 局部有轻微刺痒、灼热、疼痛；

⑦ 表面易出血、结痂或溃疡。

【术前准备】

◆ 清洁手术野皮肤。

【麻醉方式】

◆ 局部麻醉。

【手术步骤】

全层皮肤切除。

【手术技巧及特别提示】

◆ 切除时应包括周围正常皮肤 5mm，并将全层皮肤切除。切下组织送病理。

【术后处理】

◆ 定期换药。

【并发症】

◆ 无。

七、黑色素瘤切除术

【适应证】

◆ 黑色素瘤来源于黑色素细胞恶变，恶性程度较高。当确定诊断时，必须尽早做广泛切除。

【术前准备】

◆ 清洁手术野皮肤。

【麻醉方式】

◆ 根据具体情况进行选择。

【手术步骤】

手术时皮肤切口至少离肿瘤边缘 3～5cm。深层应达深筋膜，并应连同区域淋巴结广泛切除。若系四肢的黑色素瘤，应做超关节截肢术。

【手术技巧及特别提示】

◆ 在任何部位手术时，均应禁忌挤压或碰触黑色素瘤，以减少扩散和转移的机会。如疑有黑色素瘤时，禁忌做活检。如必须活检时，最少应包括肿瘤边缘 3cm 的正常皮肤。

【术后处理】

◆ 定期换药。

【并发症】

◆ 无。

八、皮脂腺囊肿切除术

【适应证】

◆ 皮脂腺囊肿多次继发感染，或疑有恶变可能的。

【术前准备】

◆ 清洁手术野皮肤。

【麻醉方式】

◆ 一般选用表皮内麻醉，体位根据患病部位选择。

【手术步骤】

1. 做一绕中央皮脂腺开口的梭形切口，以免切破或分破囊壁（图 2-40）。

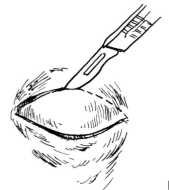

图 2-40　绕中央皮脂腺的梭形切口

2. 切皮时，轻轻地切开表皮，然后慢慢地往下切。当切开一处皮肤时，用蚊式止血钳用力将皮肤切口向两侧分开。当见到有一灰白略发亮的囊壁组织时，应用蚊式止血钳，弯面向囊壁，顺囊壁轻柔地分开皮肤（图 2-41）。

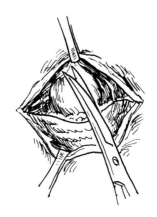

图 2-41 分离囊壁和皮肤

3.用刀或剪刀扩大切口，用蚊式止血钳顺囊壁轻轻地分离囊肿，直至分出囊肿。一般无感染的囊肿，都能将囊肿完整摘出。

【**手术技巧及特别提示**】

◆ 因囊肿周围有一层较致密的纤维组织，用蚊式止血钳不易分开，可用小剪刀顺囊壁做锐性剪摘。一旦术中分破囊壁，应将囊壁取净。

◆ 原则上有感染的不做手术切除，待炎症消退后再手术，但也应根据具体情况处理。若感染只限于囊肿内，周围炎症反应不重，亦可切除。这时做切除可连同周围皮肤及皮下组织一并切除。若已形成脓肿，则可行切开引流。待脓液放出后，尽量取净囊壁。

◆ 有时因感染、化脓，囊壁也已分解，找不到明显的囊壁组织，可用干纱布擦抹脓腔，并用盐水冲洗，放置引流，第二天取出引流，压闭切口。很多病人愈合后即不再复发。如有复发，可二次手术。

【**术后处理**】

◆ 定期换药。

【并发症】

◆ 感染；

◆ 复发。

九、脂肪瘤切除术

【适应证】

◆ 单发脂肪瘤有症状或患者要求切除的。

◆ 多发性脂肪瘤在明确诊断后，除有疼痛的以外，不必都全部切除。

【术前准备】

◆ 清洁手术野皮肤。

【麻醉方式】

◆ 一般选局部麻醉。

【手术步骤】

1.切开皮肤后，用蚊式止血钳扩开切口，即见一淡黄块突出，即脂肪瘤。

2.因脂肪瘤有一完整包膜，用蚊式止血钳顺包膜将其分离，通常很容易分出。直径1～2cm的脂肪瘤常无出血，但较大的脂肪瘤在其基底部常有一支较大的营养血管，应将其妥善结扎。

3.全层缝合切口。

【手术技巧及特别提示】

◆ 颈、项、肩、背部脂肪瘤，常含纤维组织较多，肿瘤被纤维索紧紧固定，并与皮肤紧密相连，界限不清。手术时用一般血管钳分离无法分出，需用剪刀锐性分离。在这种情况下，止血必须严密彻底，否则术后极易发生皮下血肿。

◆ 较深的脂肪瘤切除术后应放置橡皮引流条引流，术后24h拔除。

【术后处理】

◆ 定期换药。

【并发症】

◆ 感染；

◆ 皮下血肿。

十、纤维瘤切除术

【适应证】

◆ 纤维瘤是由纤维组织构成的良性肿瘤，纤维瘤病理上虽边界清楚，但无明显包膜，且与低度恶性的纤维肉瘤常不易鉴别，故诊断后以早期手术切除为宜。

【术前准备】

◆ 清洁手术野皮肤。

【麻醉方式】

◆ 一般选局部麻醉。

【手术步骤】

1. 切开皮肤及皮下组织。

2. 应将肿瘤周围组织做适当切除。

3. 全层逐一缝合切口。

【手术技巧及特别提示】

◆ 由于肿瘤无包膜，切口应大一些。

◆ 切下的肿瘤必须做病理检查。如系良性肿瘤，局部切除可治愈。若为低度恶性的纤维肉瘤，则应按纤维肉瘤处理，补做局部广泛切除。若纤维瘤切除后复发，也应视为最低度恶性的纤维肉瘤，行再次局部广泛切除。

【术后处理】

◆ 定期换药。

【并发症】

◆ 切口感染；

◆ 复发。

第六节　颈部疾病相关手术

一、颈部淋巴结切除术

【适应证】

◆ 颈部淋巴结肿大疑为来自远处恶性肿瘤的转移。

◆ 对中年以上的病人，颈部出现孤立性的淋巴结肿大，排除炎症所致。

◆ 颈部淋巴结不能确诊和疑有恶变者。

【术前准备】

◆ 清洁手术野皮肤。

【麻醉方式】

◆ 局部麻醉。

【手术步骤】

1. 于淋巴结的直接表面，做皮内麻醉。

2. 做一长 3~4cm 的皮肤切口。

3. 逐层分离，切开颈部组织。

4. 发现淋巴结后，用蚊式止血钳顺淋巴结周围轻作分离。

5. 完整摘除淋巴结。

【手术技巧及特别提示】

◆ 如淋巴结一起分不出来，不要用止血钳或鼠齿钳去夹淋巴结。这时可用一小针，穿一线，将淋巴结作"8"字缝扎，然后将缝扎线向上提起作为牵拉，提起淋巴结，再轻轻地沿淋巴结周围做钝性分离。

◆ 摘除淋巴结后要很好地止血。用于打结止血的线要细，然后分层缝合切口，不留死腔。

◆ 在胸锁乳头肌外侧中部做淋巴结摘除时，应注意该区皮下有副神经，注意保护，切勿将其损伤或切断，否则术后会出现颈斜方肌萎缩和提肩功能障碍。

【术后处理】

◆ 定期换药。

【并发症】

◆ 血管、神经副损伤。

二、甲状舌管囊肿切除术

【适应证】

◆ 甲状舌管囊肿或瘘管局部有炎症感染，经久不愈。

◆ 颈部病变有碍美观。

【术前准备】

◆ 病人仰卧，上半身略抬高，肩下垫一枕头，使颈部过伸，以利充分显露术野。

◆ 甲状舌管囊肿局部有急性炎症时应先抗感染治疗。

◆ 术前 3～5 天，用 1% 盐水漱口，保持口腔清洁。

【麻醉方式】

◆ 局部麻醉或全身麻醉。

【手术步骤】

1. 于囊肿上顺皮纹做一弧形切口，长 5～6cm。

2. 切开皮肤和颈阔肌，于正中顺肌纤维分开胸骨舌骨肌，即可见甲状舌管囊肿（图 2-42）。

3. 用蚊式止血钳顺囊肿壁做钝性分离。先分囊肿下极及两侧，分出部分后用鼠齿钳夹住囊肿，并向上提起继续分离，即可见囊肿下极有一纤维带与甲状腺峡部相连，将其切断。再向上分离，可见一组织带穿过舌骨或舌骨下方，并向上延伸（图 2-43）。

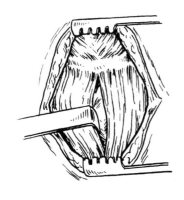

图 2-42　分离相织至甲状舌管囊肿

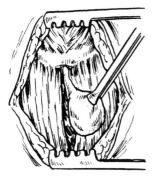

图 2-43　钝性分离囊肿

4.用刀沿舌骨纵轴切开附于舌骨中部的肌肉。用刀柄将肌肉从舌骨面上分下，游离出舌骨。用剪刀或咬骨剪切除舌骨约 2cm（图 2-44）。

5.切断舌骨后，常可发现瘘管向上与舌盲孔相连。继续沿瘘管分离，尽量分到舌根部，将其结扎切断（图 2-45）。

6.冲洗伤口，将舌骨下肌中线缝合，但不缝舌骨。然后逐层缝合颈阔肌和皮肤。除切破口腔底外，伤口内不需置引流条。

【手术技巧及特别提示】

◆ 如为瘘管，因其瘘道常经舌骨中部或下部上达舌盲孔，要显示瘘管以便于完整切除，可先经瘘口注入亚甲蓝液，使瘘管内

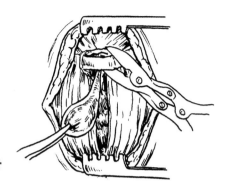

图 2-44 剪除舌骨

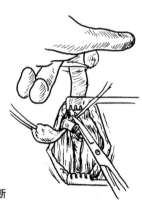

图 2-45 瘘管结扎切断

壁呈蓝色，将探针伸入瘘口，在其周围边缘做梭形切口。

- 以鼠齿钳提起瘘口边缘做牵引，沿瘘管做潜行分离，注意保持瘘管完整性。一旦术中不慎，分断或拉断瘘管，应尽量设法找到残端予以结扎。若找不到残端，应在舌盲孔处用细线做一"8"字形缝合，封闭断口。

【术后处理】

- 术后每日做口腔卫生处理；
- 口腔底部水肿或血肿压迫可引起呼吸困难，有严重呼吸道阻塞者应及时做气管切开。

【并发症】

◆ 血管、神经副损伤；

◆ 术后呼吸道阻塞。

三、甲状腺大部切除术

【适应证】

◆ 原发性甲状腺功能亢进症，症状较重或经非手术疗法治疗6个月以上仍然未愈者。

◆ 继发性甲状腺功能亢进症。

◆ 单纯性结节性甲状腺肿，尤其是引起压迫症状者。

◆ 单纯性弥漫性甲状腺肿，在短期内增长迅速或有压迫症状者。

◆ 疑有恶变或甲状腺功能亢进的甲状腺腺瘤。

【术前准备】

◆ 单纯性甲状腺肿或甲状腺功能亢进症患者术前控制基础代谢率。

◆ 术前完善颈部 X 线片及喉镜检查。

◆ 术前服用碘剂。

【麻醉方式】

◆ 局部麻醉、针刺麻醉或全身麻醉。

【手术步骤】

1. 在胸骨颈静脉切迹上方约二横指处，沿皮肤横纹做一弧形切口，切口两端要超过胸锁乳突肌的内缘。切开皮肤、皮下组织及颈阔肌。于颈阔肌深面向上、下游离（图 2-46、图 2-47）。

2. 先于正中颈白线处纵行切开颈前肌筋膜，不需切断颈前肌肉，向两侧拉开颈前肌群，显露甲状腺（图 2-48）。

3. 紧贴甲状腺表面游离甲状腺，沿疏松结缔组织间隙进行。分离甲状腺气管前间隙，切断峡部，结扎断端（图 2-49）。

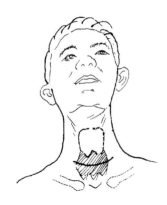

图 2-46　甲状腺手术切口

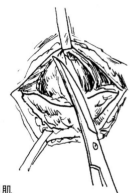

图 2-47　切开皮肤、皮下组织和颈阔肌

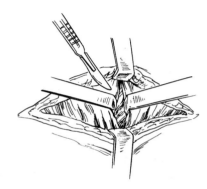

图 2-48　拉开颈前肌群

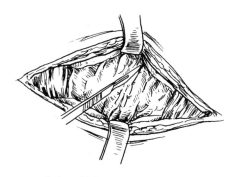

图 2-49 切断峡部

4.分离、结扎甲状腺上动静脉、甲状腺中静脉，平气管水平钳夹甲状腺被膜及腺体，于包膜内切除甲状腺结节及部分正常腺体，保留后被膜，以可吸收线缝闭甲状腺残端（图2-50、图2-51）。

5.关闭切口，下颈前引流条一枚。

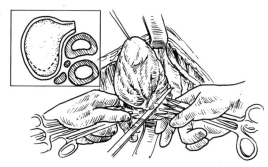

图 2-50　切除甲状腺结节及部分正常腺体

【手术技巧及特别提示】

◆ 分离、结扎甲状腺上动脉时，一定要靠近甲状腺上极，以免损伤喉上神经。如引起出血，不可盲目钳夹。可先用手指压迫，然后轻轻放开手指，寻找出血点将其结扎。如为远端出血，缝合结扎上极腺体即能止血。

◆ 结扎甲状腺下静脉及甲状腺最下动脉时，一定要靠近腺体

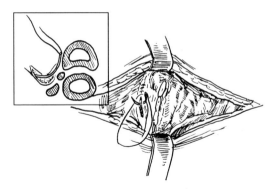

图 2-51　术后缝合

处，以免损伤喉返神经。

◆ 一般不结扎甲状腺下动脉，而采用术者和助手边挤压边切除的方法楔形切除甲状腺时，不但能很好地控制断面出血，而且也能避免喉返神经损伤和甲状旁腺缺血。

◆ 用止血钳钳夹甲状腺切面出血点时，钳尖不可插入过深或钳夹过多的组织；缝合残留的甲状腺被膜及腺体时，不可缝合过深，以免损伤甲状旁腺和喉返神经。

◆ 甲状旁腺的位置有时异常，术中应予以注意。甲状腺大部切除后，应检查切掉的甲状腺有无甲状旁腺，如发现有，应立即将其植入胸锁乳突肌内。

◆ 缝合皮肤切口时，不要将皮肤及皮下组织与颈阔肌缝在一起，以免术后形成粘连。

【术后处理】

◆ 术后 24h 严密观察有无创口出血和呼吸困难症状。床边常规放置气管切开包、吸引器、给氧装置。

◆ 术后 2～4 天拔出引流条。

【并发症】

◆ 术后呼吸困难和窒息；

- ◆ 喉返神经损伤；
- ◆ 喉上神经损伤；
- ◆ 甲状旁腺功能减退；
- ◆ 甲状腺危象。

第七节　乳腺疾病相关手术

一、副乳、多乳头切除术

【适应证】
- ◆ 副乳腺疼痛影响活动者。
- ◆ 副乳腺可疑有恶变者。

【术前准备】
- ◆ 术区备皮。
- ◆ 上肢外展 90°。

【麻醉方式】
- ◆ 局部麻醉。

【手术步骤】

1. 做一绕副乳头的梭形切口。

2. 将皮肤连同皮下组织和乳腺组织一并切除。

3. 术毕应放一橡皮引流条。

【手术技巧及特别提示】

◆ 若肿块较大，又在腋前缘，隆起明显，可做一横梭形皮肤切口，切除皮肤范围应根据具体情况决定。

【术后处理】
- ◆ 术后 24～48h 拔除引流条。
- ◆ 术后 7 天拆线。

【并发症】

- ◆ 皮下积液；
- ◆ 切口感染。

二、急性乳腺脓肿切开引流术

【适应证】

- ◆ 急性乳腺脓肿形成，出现波动感（图 2-52）。

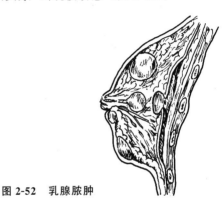

图 2-52　乳腺脓肿

- ◆ 乳房结核有混合感染者。

【术前准备】

- ◆ 术前应用抗生素及其他抗菌药物。
- ◆ 局部热敷促进脓肿局限化。

【麻醉方式】

- ◆ 局部麻醉。

【手术步骤】

1.用手轻轻提乳房，沿乳房基底边缘用长注射针在其上方、下方及内、外缘四处进针。以乳腺基底中央为刺入目标，用 0.5％普鲁卡因或 0.5％利多卡因 80～100ml，边进针边注射，边退针边注射，做扇形浸润。然后再沿切口做皮内皮肤麻醉。

2.根据脓肿位置不同,采取不同切口,切口选择应在波动最明显最低部位(图2-53)。

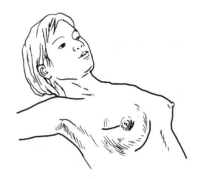

图 2-53 乳腺脓肿切口

3.切开皮肤和皮下组织进入脓腔时,见有脓液流出,可用一蚊式止血钳插入脓腔,并稍用力撑开,脓液即能涌出。对较大的脓腔,可用手指伸入探查,分开纤维间隔。对脓腔较大,一个切口不足以引流,应于脓腔最低部再做一切口,做贯穿引流。

4.脓腔内用生理盐水冲洗后,放置油纱布条或软橡皮管引流。

【手术技巧及特别提示】

◆ 在注射麻醉药时应经常回抽,以免将麻醉药注入血管内。穿刺时应保持与胸壁平行,以免刺入胸腔。

◆ 切口应以乳头为中心呈放射状,与乳腺管平行,以免切断乳腺管,否则在哺乳期易发生乳漏。切口应选择在波动最明显最低的部位。

◆ 如伤口内出血多,可用油纱布填塞止血,上面覆盖敷料,压迫包扎,24h后缓缓取出,并更换引流条。以后每日或隔日从引流橡皮管内用盐水冲洗脓腔,待脓液减少,脓腔缩小后,拔出引流管。

【术后处理】

◆ 术后每日或隔日通过引流橡皮管用盐水冲洗脓腔,待脓液减少，脓腔缩小后，拔出引流管。

◆ 术后应托起乳房避免下垂，以改善局部血液循环。暂停哺乳，定时吸尽乳汁。感染严重者应给予全身抗感染药物治疗。

◆ 引流后如经久不愈，应进一步检查原因，如引流不畅、有残余脓腔或异物等，应做对因处理。

【并发症】

◆ 乳腺管瘘；

◆ 切口感染。

三、乳腺纤维腺瘤切除术

【适应证】

◆ 乳腺纤维腺瘤为女性乳房内常见的良性肿瘤，此肿瘤虽属良性，但对＞3cm 的纤维腺瘤、增长迅速的纤维腺瘤需要外科手术切除。增长迅速的判断标准为：①＜50 岁的病人肿瘤体积每月增长≥16％；②≥50岁的病人肿瘤体积每月增长≥13％；③6个月内肿瘤径线平均增长＞20％。此外，随访过程中 BI-RADS 分类升高、穿刺明确提示伴有非典型增生或怀疑叶状肿瘤也是外科干预的指征。

【术前准备】

◆ 清洁手术野皮肤。

【麻醉方式】

◆ 局部麻醉。

【手术步骤】

1.以肿瘤为中心做切口，乳房上象限肿瘤可选择弧形切口，下象限肿瘤可选择放射状切口，乳晕区肿瘤可选择经乳晕弧形切口，切口长度根据肿瘤的大小而定。

2.切开皮肤、皮下组织，并用拉钩拉开，显露出腺体组织（图 2-54）。

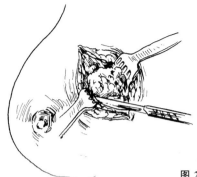

图 2-54　切开、显露腺体组织

3.探查肿瘤，将肿瘤周围用组织钳提起，切开腺体组织，达肿瘤表面，用蚊式止血钳钝性分离肿瘤，周围游离充分后，将基底部结扎、切断，完整切除肿瘤（图 2-55）并彻底止血。

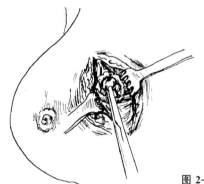

图 2-55　切除肿瘤

4.将切开的乳腺组织予以缝合后，缝合皮下组织及皮肤。

【手术技巧及特别提示】

◆ 切口缝合时须注意不要留有死腔。

【术后处理】

◆ 定期换药。

◆ 术后 7 天拆线。

【并发症】

◆ 无。

四、早期乳腺癌前哨淋巴结活检术

【适应证】

◆ 早期浸润型乳腺癌，临床检查腋窝淋巴结阴性。

◆ 导管原位癌，临床不能除外伴有浸润癌。

【术前准备】

◆ 术区备皮。

◆ 清洁手术野皮肤。

◆ 亚甲蓝或纳米碳。

【麻醉方式】

◆与乳腺手术同时进行时可采用全身麻醉；单纯进行前哨手术可酌情采用局部浸润麻醉或全身麻醉。

【手术步骤】

1.在乳晕外上选取1～3个注射点，推荐使用1ml注射器，注射总量0.1～0.5ml，皮内注射亚甲蓝，注射时适当加压并形成皮丘，可以见到皮内网状淋巴管树枝状显色。适当按压后可开始手术。

2.沿前界为胸大肌外侧缘、后界为背阔肌前缘，在腋毛区下缘做沿皮纹切口，长4～5cm（图2-56、图2-57）。沿蓝染淋巴管向腋窝方向解剖，即可找到蓝染前哨淋巴结。蓝染淋巴管到达的第一枚或数枚蓝染淋巴结即为前哨淋巴结，多条蓝染淋巴管需注意各自首先到达的蓝染淋巴结。

3.切断蓝染淋巴管，连同周围少量脂肪组织完整切除并找到3～6枚蓝染淋巴结送冰冻病理，缝合切口，单纯前哨淋巴结术后间断缝合关闭术野后无需留置引流管。如果实施保乳手术且需腋窝淋巴结廓清，应留置引流管连接负压吸引装置。

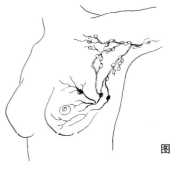

图 2-56　前哨淋巴结

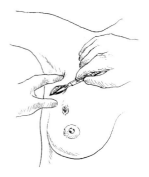

图 2-57　皮肤切口

【手术技巧及特别提示】

◆ 切口位置选择适当，过高则可能超过前哨淋巴结水平而找不到蓝染淋巴管；切口位置过低则需要沿蓝染淋巴管解剖更长路径才能找到前哨淋巴结。

◆ 乳腺全切除手术时可以在完成乳腺上皮瓣游离后，沿皮下蓝染淋巴管解剖至腋窝后完成前哨手术。

◆ 需注意切除的前哨淋巴结后方是否遗留蓝染淋巴管，避免漏检。在保乳手术时，蓝染淋巴管近端断缘结扎可以减少淋巴漏，避免血清肿。

【术后处理】

◆ 定期换药。

◆ 术后 3～5 天拔除引流管。

◆ 术后 7～10 天拆线。

【并发症】

◆ 出血；

◆ 血肿；

◆ 血清肿。

五、乳腺单纯切除术

【适应证】

◆ 巨大或多发性良性肿瘤，以及累及乳头的肿瘤。

◆ 慢性炎症（如乳腺结核）累及皮肤形成多发瘘道。

◆ 广泛乳腺增生症。

◆ 早期乳腺癌有综合治疗条件者。

◆ 晚期乳腺癌作为姑息治疗。

【术前准备】

◆ 术区备皮。

◆ 清洁手术野皮肤。

【麻醉方式】

◆ 局部麻醉或全身麻醉。

【手术步骤】

1. 常采用横行或竖行梭形切口，目前多采用横行切口。其长度可根据乳房大小、病变部位而定。切开皮肤、皮下组织，沿皮下组织深层行锐性剥离，直至暴露全部乳腺为止（图 2-58）。

2. 沿胸大肌肌膜前自上而下，由内向外用利刀切除整个乳腺。凡遇到胸壁通向乳腺内的血管，均应结扎、切断。乳腺切除后，创面进行彻底止血（图 2-59）。

3. 缝合切口，一般置橡皮膜引流，逐层缝合切口。张力大时，可行减张缝合。

4. 覆盖纱布，加压包扎。

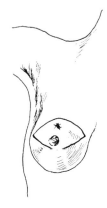

图 2-58　乳腺切除术之皮肤切口

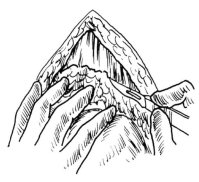

图 2-59　乳腺切除

【手术技巧及特别提示】

◆ 切除乳腺时，应注意将乳腺边缘部分彻底切除，以免残留造成渗血或血肿。

【术后处理】

◆ 定期换药。

◆ 术后 3～5 天拔除引流条。

◆ 术后 7 天拆线。

【并发症】

◆ 皮下积液；

◆ 皮瓣坏死。

六、乳腺癌简化根治术

【适应证】

◆ 一、二期乳腺癌。

◆ 三期乳腺癌经化学药物治疗或放射治疗，原发病灶及腋窝淋巴结转移灶有明显缩小者。

【术前准备】

◆ 钼钯片检查。

◆ 清洁手术野皮肤。

【麻醉方式】

◆ 硬膜外麻醉或全身麻醉。

【手术步骤】

1.目前常规推荐采用横行切口，皮肤切口内侧一般不宜超过胸骨中线。外侧切口应尽量避免进入腋窝，以减少瘢痕挛缩而影响上肢活动。切口设计推荐采用"平行四边形法"或"S"形。

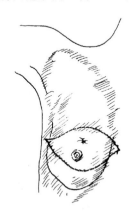

图 2-60　乳腺癌皮肤切口

2.切开皮肤及剥离皮瓣，上至锁骨下方 1～2cm，下抵肋弓，内至胸骨旁，外达背阔肌前缘。剥离时，以数把组织钳提起外侧皮缘，用电刀行锐性剥离，皮瓣距切口边缘 4～5cm 之内，不保留脂肪。4~5cm之外可逐渐保留脂肪，但腋窝部不能保留脂肪。腋窝部皮肤松弛，应拉紧皮肤剥离，以免剥破皮肤（图2-61）。

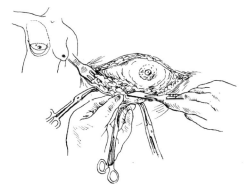

图2-61　皮肤剥离

3.以组织钳提起乳腺，于胸肌表面用电刀剥离乳腺，不保留胸肌筋膜。

4.将胸大肌、胸小肌向上牵拉，并切开锁胸筋膜，显露腋血管、臂丛神经。剪开包绕血管的鞘膜，结扎、切断走向胸壁的血管分支（图2-62）。细心清除其周围的脂肪、淋巴组织及筋膜。再切断、结扎胸外侧血管及肩胛下血管，以备大块切除。注意勿伤及胸长神经和胸背神经（图2-63）。

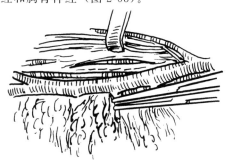

图2-62　结扎、切断胸壁的血管分支

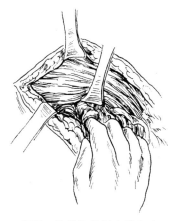

图 2-63 切断、结扎胸外侧血管和肩胛下血管

5.依次从上、内、外、下方向中心做整块切除。将切除乳腺连同腋窝的淋巴、脂肪组织向下牵拉，用电刀与胸膛呈切线方向切断附着处，遇到血管时先钳夹，然后再切断（图 2-64）。

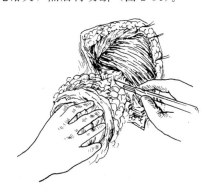

图 2-64 整块切除

6.大块组织切除后用大量温蒸馏水及生理盐水冲洗创面，严密止血。

7.彻底止血后，于腋窝下方皮肤另戳孔将塑料管或胶皮管放置于腋窝顶部，并将其固定于皮肤上。将两侧皮缘拉拢，间断缝合皮肤。如果皮肤张力较大，可行减张缝合。

【手术技巧及特别提示】

◆ 严格遵守无瘤术各项原则，如皮肤切除范围应足够大，不应因考虑缝合皮肤困难而保留过多的皮肤。清除锁骨下、腋窝淋巴结及脂肪时必须干净、彻底。术终用温蒸馏水冲洗创面。手术中不应为了单纯争取缩短手术时间而影响手术的彻底性。

◆ 皮瓣游离应在乳腺组织浅筋膜浅层进行，在分离过程中保留真皮下血管网是皮瓣存活的基本标准。选择高频电刀分离皮瓣具有减少出血、术野清晰的优点。在顺利完成皮瓣分离的前提下，推荐选择较低的输出功率以避免热损伤。

◆ 剥离腋部血管时，操作要轻柔准确，因为静脉壁薄，勿将其与血管鞘膜一并剪开，应将鞘膜用镊子提起，先剪一小口，将止血钳插入，沿血管表面分离，使血管与鞘膜间有一间隙，再将血管鞘膜提起剪开，即可防止剪破血管。如损伤过大时应行血管吻合，不得将其结扎。对侵及血管不易分离的淋巴结，不必勉强剥离，以免造成血管损伤。

◆ 清理腋窝时注意保护胸长神经及胸背神经：前者在胸壁外，沿前锯肌表面下行，支配前锯肌；后者在胸长神经外侧，沿肩胛骨外缘下行至背阔肌，支配背阔肌。为避免损伤上述两神经，如辨认不清时，可用镊子轻轻夹持，观察是否引起所支配的肌肉收缩，即可得到证实。

◆ 皮肤张力过大时，可将切口上下端对位缝合，中央部可残留一梭形创面，用中厚皮片游离植皮消灭创面。

◆ 术后血肿较常见，好发生在锁骨下及腋窝下部，其原因主要是止血不彻底、引流不畅及压迫包扎不正确。

【术后处理】

◆ 定期换药。

◆ 弹力绷带加压包扎。

◆ 术后 3～5 天拔除引流管。

◆ 术后 10～12 天拆线。

◆ 术后根据肿瘤的分级、分期进行化疗、放疗、生物化学治疗以及雌激素治疗。

【并发症】

◆ 皮下积液。

◆ 皮瓣坏死。

◆ 神经损伤。

◆ 皮下血肿。

◆ 患者肢体活动障碍。

◆ 患侧上肢水肿。

第八节　胸部小手术

一、胸腔闭式引流术

【适应证】

◆ 急性脓胸经抗生素治疗及胸腔穿刺等治疗效果不明显，脓液量较多而粘连者。

◆ 手术后脓胸，合并支气管胸膜瘘或食管胃吻合口瘘者。

◆ 张力性气胸、外伤性全血胸或重症血气胸以及胸部损伤并发肺破裂，需要应用人工呼吸机者。

◆ 自发性气胸需反复进行胸腔穿刺者。

【术前准备】

◆ 小切包；

◆ 胸腔闭式引流盒。

【麻醉方式】

◆ 局部浸润麻醉。

【手术步骤】

经肋间法

适用于气胸、血胸以及全身情况衰弱的急性脓胸患者。

1.患者取坐位或半坐位，将患侧上肢前伸并放于枕垫上或将上肢置于头部。

2.局部浸润麻醉成功后，横行切开皮肤及皮下组织，切口长2～3cm。用止血钳分开胸壁肌肉及肋间肌，穿破壁层胸膜进入胸腔。撑开切口，同时用另一止血钳将连接床下水封瓶的胶皮引流管（口径0.5～1cm，胸侧端剪有侧孔）的胸侧端夹住，经切口向胸腔内插入2～3cm，撤去止血钳，经证实引流通畅后，缝合切口。并用其中一条线尾固定引流管，以免脱出（图2-65）。

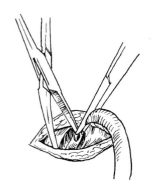

图2-65　固定引流管

经肋骨床法

1.患者取仰卧位，将患侧垫起呈45°～60°或取侧卧位。

2.局部浸润麻醉成功后，沿肋骨的长轴切开皮肤、皮下组织，切口长5～7cm。切开肌层，牵开切口，显露出预定切除的肋骨。切开肋骨骨膜，用肋骨骨膜剥离器剥离骨膜，游离肋骨。用肋骨剪切除长约5cm的一段肋骨（图2-66）。肋骨的两断端分别用附近的肌肉覆盖，并以 4 号丝线缝合固定 1～2 针，以防肋骨断端继发感染。

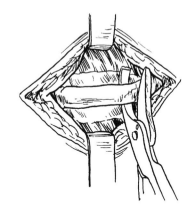

图 2-66　切除一段肋骨

3. 在肋骨床的中间部进行试穿刺。如果抽出脓液，则以干纱布保护切口，用手术刀或电刀将肋骨床切一小口，插入吸引器，吸出部分脓液。再经切口插入示指探查脓腔范围。如果在手指所能达到部位有纤维粘连分隔脓腔时，需予钝性剥离分开粘连，以利于引流。随后退出手指，插入口径 1～1.5cm 的胶皮引流管；将引流管的胸外端与放置在地面上的水封瓶相连接（图 2-67），最后缝合切口并固定引流管。

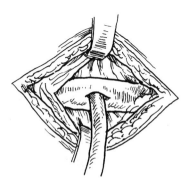

图 2-67　置入引流管

【手术技巧及特别提示】

◆ 引流的位置最好选在脓腔的底部。

◆ 全脓胸、血胸的引流位置，应选在腋后线第8肋间。

◆ 气胸引流位置应选在锁骨中线第2肋间。

【术后处理】

◆ 妥善固定引流管，防止滑脱。

◆ 预防性应用抗生素。

◆ 气胸患者引流管无气体排出，复查胸片肺膨胀良好，可考虑拔除引流管；胸腔积液患者引流量小于50ml，复查胸片肺膨胀良好，可考虑拔除引流管。

【并发症】

◆ 肋间神经、血管损伤。

◆ 肺损伤。

◆ 腹腔脏器损伤。

二、胸壁结核病灶清除术

【适应证】

◆ 胸壁结核的局部病灶范围较大、组织破坏较重，经全身及局部应用抗结核药物治疗后仍未治愈。

◆ 病人全身情况较好，无活动性肺结核及其他主要脏器结核。

【术前准备】

◆ 术前1～2周应用抗结核药物治疗。

◆ 局部病灶（如脓肿、窦道、溃疡）合并继发感染时，则需用抗炎药物，切开引流或换药。

◆ 对全身情况不佳者，还需加强营养，纠正贫血、低蛋白血症等，以改善全身情况。

【麻醉方式】

◆ 采用气管内插管麻醉，取仰卧位或侧卧位。

【手术步骤】

1.切口。如有脓肿，应以脓肿为中心，沿肋骨长轴切口，两端应超越脓肿的边缘，以便充分暴露和清除病灶。如有窦道，则围绕瘘孔做一梭形切口。

2.清除病灶。如为脓肿，切开皮肤后，应先剥离、牵开其表面的肌肉组织，显露出脓肿。然后切开脓肿壁，清除脓肿内的干酪样坏死物质，并刮除或切除炎性肉芽组织，直至健康组织为止。如为窦道，则应将其剪开、切除（图 2-68）。

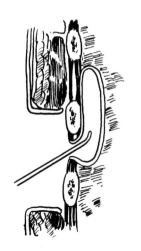

图 2-68　清除病灶

3.游离肌肉瓣。如果估计缝合后会留有残腔时，可从切口附近的胸壁肌肉上游离一带蒂的肌肉瓣，以填塞残腔。

4.填塞残腔。创腔彻底止血，并用生理盐水冲洗，再用青霉素 80 万单位、链霉素粉剂 1g 撒布于创腔内。然后将带蒂的肌肉瓣填塞于创腔中，用肠线将其与创腔的周围组织结节缝合数针，使肌肉瓣固定于创腔底部。

5.缝合切口。于创腔底部和肌肉瓣之间，放一胶皮膜引流，然后缝合皮下组织及皮肤。

【手术技巧及特别提示】

◆ 由于脓肿或窦道的原发病灶，常来自附近的淋巴结核或肋骨结核，所以每当清除脓肿或窦道后，需用探针仔细查找，以便发现与其相交通的窦道。

◆ 如果原发病灶为淋巴结结核，且其位置较高时，其窦道可沿一根或数根肋骨的深面潜行。对遮盖在窦道上面的肋骨和肋间肌，不论有无炎症性改变，均应将其切除。同时清除窦道及其周围的炎症性组织，使切口呈碟形敞开。

◆ 凡暴露于切口中的无骨膜的肋软骨，均应予以切除，以免发生肋软骨炎，而影响切口愈合。由于第 6～10 肋软骨互相连接，如果此处发生病变，应将该部肋软骨全部切除。

◆ 为了彻底清除病灶，切除时必须包括部分健康的肋骨，并刮除或剪除其周围的炎症性组织。

◆ 处理肋骨深面创腔时，应注意勿损伤胸膜。一旦损伤，会造成胸膜腔开放，需同时做胸腔闭式引流。

◆ 极少数的胸壁结核，是由其相邻的肺结核病灶直接穿破胸壁所致。遇到这种情况，如果病情允许、条件具备时，则需延长胸壁切口，切开胸腔，进行肺段或肺叶切除术。否则应缝合切口，继续行抗结核治疗，或创造条件，择期行肺切除术。

【术后处理】

◆ 为使软组织与创腔底部紧密贴合，消灭残腔，需用无菌纱布、棉垫加压包扎切口。

【并发症】

◆ 气胸。

◆ 肋软骨炎。

第九节　腹前壁切口

【选取原则】

◆ 腹前壁切口的选择除一般要求外，尤其应注意神经、肌肉和主要血管的损伤，以及愈合后的牢固性。

【切口类型】

◆ 纵行切口

又称直切口，局限于两侧腹直肌范围内，为腹部手术最常用的切口（图 2-69、图 2-70）。

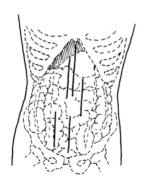

图 2-69　纵行切口（一）

1. 正中切口。

此切口是沿腹正中，经过腹白线或垂直切开进入腹腔。如需切过脐时，应绕其左侧，以免损伤肝圆韧带。其层次为皮肤、皮下组织、腹白线、腹横筋膜、腹膜外脂肪及壁腹膜。

优点是操作简便、进腹快、不损伤肌肉和神经、出血少，便于探查腹腔两侧，也便于缝合。

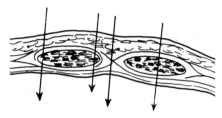

图 2-70　纵行切口（二）

缺点是腹白线血液供应较差，术后发生切口裂开或腹壁疝的机会较多。

2. 旁正中切口。

此切口是在腹正中线左侧或右侧 1cm 处所做的直切口。其层次为皮肤、皮下组织、腹直肌鞘前层，再将腹直肌内侧缘自腱划处分开，并向外牵拉，可见腹直肌鞘后层、腹横筋膜、腹膜外脂肪及壁腹膜。

优点是不切断肌肉和神经、出血少，向上、下方延长方便，有肌肉层保护，愈合后较为牢固。

缺点是切口所经层次多，不如正中切口简便。

3. 经腹直肌切口。

此切口是经腹直肌下中所做的直切口。其层次为皮肤、皮下组织、腹直肌鞘前层、腹直肌、腹直肌鞘后层、腹横筋膜、腹膜外脂肪和壁腹膜。

优点是能迅速切开与缝合，手术野显露充分，切口愈合后牢固。

缺点是在上腹部因受肋缘限制，切口不能高于剑突，对内脏显露有一定限制，如切口过长，可损伤数支腹壁的肋间神经，可使腹直肌内侧部分萎缩。

◆ 横切口

此种切口在上、中、下腹和左、右腹部均可施行（图 2-71），也可同时切开两侧腹部，需要切断和分离腹直肌及侧腹壁的肌肉才能进入腹腔。其层次为皮肤、皮下组织、腹直肌鞘前层、肌层（中间为腹直肌，两侧为腹外斜肌、腹内斜肌及腹横肌）、腹直肌鞘后层（中间）、腹横筋膜、腹膜外脂肪及壁腹膜。

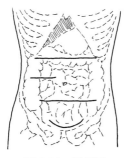

图 2-71 横切口

优点是左右侧显露充分，损伤神经较少，切口的方向与腹壁张力方向相同，故切口疼痛少、术后并发症少。

缺点是切断腹壁肌肉较多、易出血、损伤大，开腹与关腹费时。

◆ 斜切口

此切口多位于上、下腹部的一侧，其方向有从上内斜向下外和由下外斜向下内两种，对腹腔两侧较为固定的脏器可选用（图 2-72）。

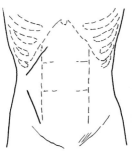

图 2-72 斜切口

1.右下腹斜切口。

此切口是在右下腹顺着腹内、外斜肌和腹横肌纤维方向呈交错状分开,不横断肌肉,故不损伤神经,愈合后很牢固。但此切口延长受限,暴露欠佳。切口的位置是右髂前上棘至脐连线的中、外 1/3 交点,做一与此线垂直的斜切口,长约 6cm。切口的 1/3 在上述连线上方,另 2/3 在其下。其层次为皮肤、皮下组织、腹外斜肌腱膜(腹外斜肌)、腹内斜肌、腹横肌、腹横筋膜、腹膜外脂肪及壁腹膜。

2.肋缘下斜切口。

在肋缘下 2~3cm 处做与肋缘相平行之切口。其层次依次为皮肤、皮下组织、腹直肌鞘前层、肌层(中间经腹直肌,外侧经腹外斜肌、腹内斜肌和腹横肌)、腹直肌鞘后层、腹横筋膜、腹膜外脂肪及壁腹膜。此切口显露方便,但需将腹壁各层肌肉及腹直肌切断,其切口方向与神经走行相交叉,可能损伤第 8、第 9 肋间神经,出血较多,切开与缝合所用时间较长。

◆ 胸腹联合切口

为适应上腹部较为复杂的手术需要,不仅要做腹部切口,同时还要做胸部切口。胸部切口视病变位置的高低,选择第 7~9 肋间或切除相应肋骨进行开胸;腹部切口可沿胸部切口斜延长,也可在到达腹直肌处改为纵切口(旁正切口或经腹直肌切口)(图 2-73)。

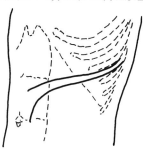

图 2-73 胸腹联合切口

前述切口为规则切口，但有时对病情复杂的手术或术中需做辅助切口时，采用此切口。此种切口纵横交错，对组织损伤较大，切口对合较难，相交处皮缘不易愈合。

第十节　腹股沟疝修补术

【适应证】

- 有症状的腹股沟疝。
- 无症状的婴幼儿腹股沟疝等到 1～2 岁时手术。

【术前准备】

- 术前一日完成术区皮肤准备。
- 控制上呼吸道感染、慢性咳嗽、慢性便秘。

【麻醉方式】

- 局部麻醉或硬膜外麻醉，小儿可采用全身麻醉。
- 仰卧位。

【手术步骤】

腹股沟斜疝修补术

1.高位结扎疝囊。

（1）切口　在腹股沟韧带上方 2cm 处做一与其平行的斜切口（图 2-74）。该切口上端位置超过深环，下端至耻骨棘上缘。切开皮肤、皮下组织，显露腹外斜肌腱膜及腹股沟管浅环（图 2-75）。

（2）切开腹外斜肌腱膜　在距浅环 3cm 的深环与浅环连线上，沿腱膜纤维方向将其切一小口，由切口处用钳子提起腱膜，再向上、下剪开。

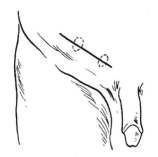

图 2-74 腹股沟斜疝修补术切口

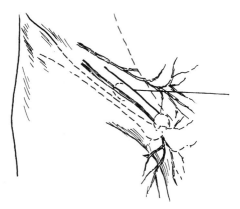

图 2-75 显露腹股沟管浅环

（3）切开疝囊 提起切开的腹外斜肌腱膜边缘，沿其深面钝性剥离，上至联合腱，下至腹股沟韧带。切开提出睾肌和精索内筋膜，于精索前内侧可见灰白色疝囊（图 2-76），还纳疝内容物于腹腔，将疝囊与精索剥离，并小心切开疝囊，以示指伸入疝囊内，探查深环扩大的程度、腹股沟区肌肉的强度，以及腹壁下动脉与疝囊颈的位置关系，以便选择适当的修补方法。继续分离疝囊直至疝囊颈，在疝囊体部将其横断（图 2-77）。

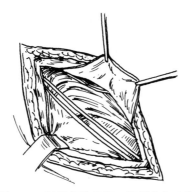

图 2-76　切开相关组织、显露白色疝囊

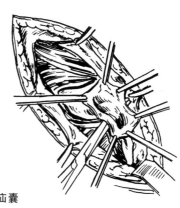

图 2-77　分离疝囊

（4）疝囊高位结扎　疝囊颈充分游离后，于颈部行高位结扎。颈部较狭小者，可行贯穿缝合结扎，如颈部较大，需做内荷包缝合。疝囊颈结扎后，在距结扎线 0.5cm 处，切除多余的疝囊。通常将较小的疝囊全部切除，过大的疝囊远端可不必处理（图 2-78）。

（5）游离精索　如行增强腹股沟管后壁的修补法，可将精索游离，近端至深环处，远端至阴囊上口，如若增强腹股沟管前

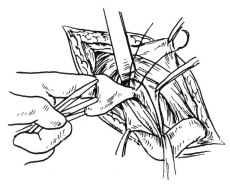

图 2-78　切除疝囊

壁，则不必须游离精索。

2.修补深环和腹股沟管。

（1）修补深环。

① 单纯深环修补：适用于儿童、青年早期斜疝，仅深环稍大，腹股沟区肌肉、腱膜健全者。修补方法是：提起精索，显露深环，自深环底部向上，将深环的内缘及外缘的腹横筋膜间断缝合 3～4 针，以深环能通过示指尖为度，过紧会压迫精索。

② 经腹腔修补：此法是在腹腔内闭锁疝环，以脐外侧壁在腹膜内面进行修补的方法。单侧疝可做横切口，双侧疝可采用下腹正中切口。横切口的位置是在两髂前上棘连线上，从腹直肌外缘向外延伸 3～5cm。开腹后用纱布垫将肠管推向上方，在腹前壁腹膜内面找到疝内口，用细丝线将疝内口间断缝合。向外牵拉脐外侧壁，使其覆盖在已缝合的疝内口上，并用细丝线将脐外侧壁与疝口周围的腹膜进行间断缝合，增加该处的强度。

（2）精索移植法　可增强腹股沟管后壁。

① Bassini 法：主要用于青壮年斜疝、老年人较小的斜疝、腹股沟管后壁有缺损者。方法是将切开的提睾肌和精索内筋膜间断缝合，牵开游离的精索，在精索后方将联合腱、腹内斜肌下缘

与腹股沟韧带缝合 3～4 针。于精索的前面间断缝合腹外斜肌腱膜，缝至浅环处，以仅能通过指尖为宜（图 2-79）。

② McVay 法：适用于腹股沟区有明显缺损的青壮年斜疝、老年人较大的斜疝、复发疝和直疝。方法是在精索后将联合腱、腹内斜肌下缘缝合在耻骨梳韧带上。最内侧一针将联合腱缝于腔隙韧带上，放回精索，于精索前面间断缝合腹外斜肌腱膜（图 2-80）。

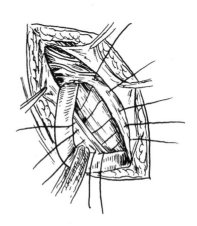

图 2-79 Bassini 法

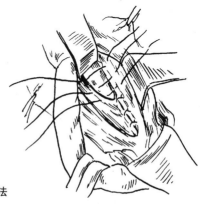

图 2-80 McVay 法

③ Halsted法：适用于腹股沟管后壁缺损较明显的斜疝，也适用于直疝、混合疝及复发疝。方法是将联合腱及腹外斜肌腱膜内侧叶在精索后方与腹股沟韧带缝合，再将腹外斜肌腱膜的外侧叶重叠缝于内侧叶上，最后缝合皮下组织及皮肤（图2-81）。

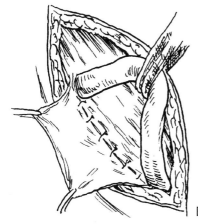

图2-81　Halsted法

（3）精索不移植法　可增强腹股沟管前壁。

Ferguson法：适用于儿童的腹股沟斜疝及合并睾丸未降的腹股沟斜疝。方法是不游离精索，在疝囊高位结扎后，缝合提睾肌及筋膜，然后将联合腱及腹内斜肌、腹横肌下缘在精索前面与腹股沟韧带缝合3～5针，以加强腹股沟管前壁。

腹股沟直疝修补术

（1）切口、切开腹外斜肌腱膜均与斜疝修补术相同。

（2）游离并向下牵拉精索，可见到灰白色、半球形的疝囊从腹股沟管后壁膨出。分开腹横筋膜，剥离疝囊至颈部切开疝囊底，还纳其内容物。于疝囊颈部两侧各缝一支持线，牵拉支持线，剪开疝囊至颈部，再沿疝囊颈切除疝囊。

（3）疝囊颈部做连续或"V"形缝合。如果疝囊小，可在隆起处做 2~3 个荷包缝合，并将其内翻，由远及近收紧荷包缝线，将疝囊埋入。然后缝合腹横筋膜，再按 McVay 法进行修补。

无张力平片疝修补术

（1）切口、切开腹外斜肌腱膜均与斜疝修补术相同。

（2）游离并向下牵拉精索，可见到灰白色、半球形的疝囊从腹股沟管后壁膨出。分开腹横筋膜，剥离疝囊至颈部，还纳疝囊。完全降入阴囊的疝，应在中部横断疝囊后，缝合近端疝囊并返纳回腹部，远端疝囊腔内碘酒挫灭后开放留置。

（3）向上牵引精索，以不吸收缝线，把补片的圆角固定在距耻骨缘 1.5~2.0cm 的耻骨面的腱膜组织上。补片的下缘与腹股沟韧带缝合。

（4）在精索浅面缝合腹外斜肌腱膜，依次缝合至皮肤。

【手术技巧及特别提示】

◆ 认真做到疝囊高位结扎。有时因为纤维性粘连造成疝囊呈多囊，形成分叉形，可能将囊与囊之间的狭窄部位误认为疝囊颈而结扎，造成手术失败。所以手术时，必须先将疝内容物完全回纳腹腔，剥离疝囊，直达深环，见到腹膜外脂肪后，再在疝囊颈做高位结扎。

◆ 寻找疝囊困难时的处理。术中不易找到疝囊，可能有两种情况：①疝囊过小，寻找困难；②可能为滑疝。此时不要滥行切开查找，以免损伤精索和滑出的肠管、膀胱等。可在深环上方 2~3cm 处分开腹内斜肌与腹横肌，然后再切开腹膜，从腹腔内向下探查，比盲目寻找既容易又安全。

◆ 避免张力缝合。修补腹股沟管后壁之缺损时，如缝合的张力过大，不仅容易撕破腱膜或韧带组织，而且由于修补的组织之间不能紧密接触影响愈合，可能造成复发。如果缝合修补时张力过大，应做减张切开，即在腹外斜肌腱膜后，弧形切开腹直肌鞘前层，长5～7cm，再将其边缘缝合于腹直肌上。减张切开后，因为腹直肌本身即可抵抗腹内压力，无前鞘区很快即被纤维组织覆盖，并与腹外斜肌腱膜融合，所以该处不会形成薄弱区。

◆ 腱组织之间的缝合要确实，避免用腹内斜肌作为修补薄弱区的上瓣。

◆ 切开腹外斜肌腱膜的位置要适当。Halsted法需要做腹外斜肌腱膜的重叠缝合，所以腹外斜肌腱膜的切口应略靠上方，即从浅环的上内缘处切开且稍偏向头侧，以保留较多的外侧叶，便于重叠缝合。

◆ 预防血肿。手术操作过程中，分离清楚、操作细致、彻底止血是预防手术后血肿的重要环节。血肿易引起感染，往往导致疝的复发。此外，对于较大和有粘连的疝囊，不要过多剥离，远端疝囊可保留，以免强行剥离引起创面渗血，造成术后血肿和感染。

◆ 预防重要组织结构的损伤。

① 预防神经损伤。在切开腹外斜肌腱膜和提睾肌时，注意勿损伤髂腹下神经和髂腹股沟神经。如将神经切断或结扎，能引起术后疼痛和发生局部肌肉萎缩，使腹股沟区局部的肌肉机能丧失，造成疝复发。

② 精索损伤的预防及处理。精索与疝囊紧密接触，尤其是病程长、使用疝带的病人，疝囊与周围组织发生粘连，因此剥离疝囊时易损伤输精管及精索血管。在切开、切断和结扎疝囊时，一定要先将精索分离。在剥离疝囊时应紧贴疝囊，以免损伤精索血管。如有损伤出血，应细致结扎止血。在结扎精索血管时注意勿结扎睾丸动脉，此动脉被结扎时有发生睾丸萎缩的可能。一旦输精管被切断，对于青壮年应立即吻合，对于老年人应将断端涂

以碘酊、酒精消毒后结扎。

③内脏损伤的预防及处理。

a.肠管及大网膜：切开疝囊时，为了防止损伤肠管与大网膜，首先要还纳疝内容物，再提起疝囊切开。但复发性疝的内容物往往与囊壁粘连，还纳困难。此时可嘱病人咳嗽，见疝内容物在囊内滑动即为无粘连区，可于此处切开。如切开时一旦损伤肠管，仅浆肌层破裂时则做浆肌层缝合；肠管被切开时，应立即保护切口，将污染物拭去，用丝线双层缝合肠壁，再将其送回腹腔。如损伤大网膜应结扎止血或将其切除。

b.膀胱：在剥离、缝合、结扎疝囊时，误伤膀胱的情况偶可见到，有的后果很严重，值得重视。因此，在剥离疝囊时，如遇到不明的脂肪和肌肉组织，必须谨慎处理，尤其在内侧，首先应想到膀胱（外侧可能是盲肠或乙状结肠）。如确认困难，则要实行穿刺或置入导尿管进一步证实。如错误地造成膀胱破裂时，应立即做双层缝合，内层用肠线做不透过黏膜的缝合，外层用丝线缝合，并留置导尿管7天。另外，在结扎疝囊颈时，也可能误将膀胱缝合在内或刺破。如果病人术后尿中带血，应细心检查，若出血不止，必要时重新拆开手术切口进行检查。

④股血管损伤的处理。腹股沟疝修补手术过程中，尤其在做腹壁修补时，可能损伤在腹股沟韧带下通过的股动脉、股静脉。股静脉、股动脉易损伤，损伤时在缝合处有大量血液涌出，应立即将缝线抽出，用手指压迫出血部位3～5min，一般均可止血。切忌见有出血仍结扎缝线，以致撕破血管壁，造成大出血。如经指压后仍出血不止，可将腹股沟韧带向下牵拉，或将其切断，充分显露股血管，找到破损处，用5-0号丝线缝合。

【术后处理】

◆ 术后平卧。膝下垫枕，术侧髋关节屈曲，抬高阴囊。

◆ 术后24h切口沙袋加压。

- 保持大便通畅，控制咳嗽。
- 半流质饮食，2～3 天后改普食。

【并发症】
- 术中出血。
- 精索、血管、肠管、膀胱、神经损伤。
- 阴囊血肿、睾丸萎缩。

第十一节　阑尾切除术

【适应证】
- 急性阑尾炎或急性穿孔性阑尾炎合并弥漫性腹膜炎。
- 化脓性或坏疽性阑尾炎。
- 慢性阑尾炎反复发作者。
- 小儿阑尾炎、老年阑尾炎、妊娠期阑尾炎。
- 阑尾周围脓肿经非手术治疗好转 3 个月后。

【术前准备】
- 急性阑尾炎合并腹膜炎者需给抗生素；
- 妊娠阑尾炎者应肌内注射黄体酮；
- 术区备皮。

【麻醉方式】
- 局部麻醉或硬膜外麻醉，小儿可选用全身麻醉。
- 取仰卧位。

【手术步骤】

术式有顺行性阑尾切除术及逆行性阑尾切除术两种，前者常用。

1. 切口。取右下腹斜切口。估计手术复杂时，可选用右下腹经腹直肌切口。切开皮肤、皮下组织、腹外斜肌及其腱膜，钝性分离腹内斜肌和腹横肌，直达腹横筋膜和壁腹膜（图2-82）。

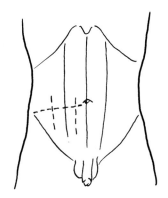

图 2-82　阑尾切除术之切口

2.寻找阑尾。开腹后将大网膜及小肠用纱布推向左侧，在右髂窝找到盲肠（颜色稍灰白，在结肠带）。沿结肠带方向盲肠顶端寻找阑尾（图2-83）。用弯止血钳钳夹阑尾系膜尖端，将阑尾提起。

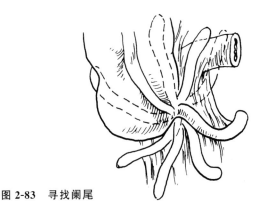

图 2-83　寻找阑尾

3.处理阑尾系膜。用止血钳在阑尾根部的系膜无血管处戳孔，再以两把止血钳钳夹系膜，于两钳间切断系膜并结扎。系膜近端需行双重结扎（图2-84）。

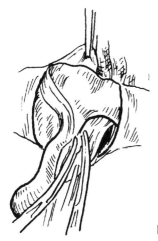

图 2-84　处理阑尾系膜

4. 切除阑尾。在距离阑尾根部 0.3～0.5cm 处，用直止血钳压榨后，以 7 号丝线结扎阑尾根部。在距阑尾根部 0.5～1cm 的盲肠壁上用 1 号或 4 号丝线做浆肌层荷包缝合（图 2-85）。阑尾周围以干纱布保护，在阑尾根部结扎线远侧夹一止血钳，在止血

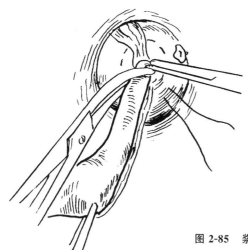

图 2-85　浆肌层荷包缝合

钳与结扎线之间切断，并移去阑尾（图2-86）。用苯酚（石炭酸）或碘酊、酒精棉球依次涂擦阑尾残端。

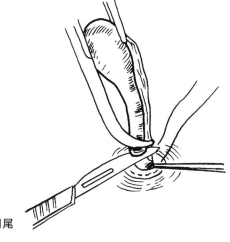

图 2-86 切除阑尾

5.包埋残端。收紧荷包缝合线，包埋阑尾残端（图2-87）。还可补加浆肌层间断结节缝合或"8"字缝合。

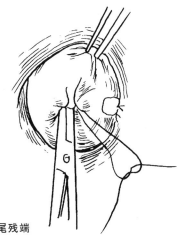

图 2-87 包埋阑尾残端

6.缝合切口。

【手术技巧及特别提示】

◆ 如阑尾位于盲肠后位，尖端难以显露，或尖端严重粘连难以提起时，可行逆行切除。其顺序为先结扎、切断阑尾根部，然后处理阑尾系膜。

◆ 如果术中沿结肠带找不到阑尾，应想到阑尾是否为特殊位置，如盲肠壁浆膜下位或腹膜外位阑尾等。

◆ 找到阑尾时，不要钳夹阑尾，应夹其系膜，以免夹破溢脓，引起门静脉炎及肝脓肿。

◆ 结扎阑尾系膜必须十分牢固，以防术后阑尾动脉出血。

◆ 阑尾残端不宜过长，以防遗留残端综合征或荷包缝合后形成死腔。

◆ 盲肠壁充血、水肿严重，不宜做荷包缝合时，阑尾残端可仅做双重结扎，以免损伤盲肠壁，引起肠瘘，还可用附近的阑尾系膜覆盖阑尾残端。

◆ 因小儿肋缘与髂骨间距离较近，小儿阑尾切除术取右下腹斜切口时，应较标准切口稍偏外上方。妊娠期阑尾切除，因子宫增大，使阑尾上移，以压痛点明显处做切口，显露阑尾比较方便。

【术后处理】

◆ 术后6h禁食，肠蠕动恢复后进流食，应早期下床活动。

◆ 放置引流物者应根据引流量，术后24～72h拔除引流装置。

【并发症】

◆ 阑尾残端炎。

◆ 阑尾残端瘘。

◆ 腹腔内出血及腹腔内感染。

◆ 切口感染。

◆ 粘连性肠梗阻。

第十二节　小肠部分切除术

【适应证】

◆ 各种原因引起的小肠坏死。

◆ 小肠良性肿瘤或恶性肿瘤。

◆ 小肠炎症性狭窄、梗阻或穿孔。

◆ 小肠广泛性创伤无法进行修补者。

◆ 肠系膜囊肿切除影响小肠血液供应者。

◆ 先天性肠闭锁或肠狭窄等病变。

【术前准备】

◆ 术区备皮；

◆ 对于肠梗阻病人应改善营养，纠正电解质紊乱，术前留置胃肠减压装置。

【麻醉方式】

◆ 局部麻醉、硬膜外麻醉或全身麻醉，仰卧位。

【手术步骤】

1.切口。根据病变部位可选用右旁正中、中腹部正中或经右腹直肌切口（图 2-88）。

2.探查。开腹后探查病变部位、性质及范围，应按顺序进行，操作要轻柔，勿用暴力牵拉，尽量避免损伤浆膜。确定需做肠切除时，提出病变肠管，其余肠管回纳腹腔。

3.分离肠系膜。将预定切除肠管所属的肠系膜进行分离、切断。肠切除范围在 10cm 以内者，可在肠系膜与肠管相接处做分离；如切除范围广，应按肠系膜血管走行呈扇形分离（图 2-89）；恶性肿瘤则应分离至肠系膜根部。分离肠系膜时，提起切除段

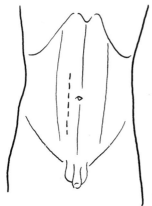

图 2-88　小肠部分切除术之经右腹直肌切口

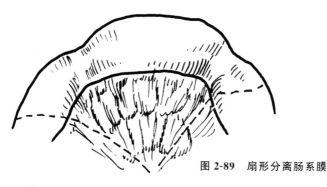

图 2-89　扇形分离肠系膜

肠管，用止血钳从系膜无血管区穿过，分束钳夹系膜血管，将其切断、结扎。近端行双重结扎或在近端结扎线外侧贯穿缝合结扎。

4. 切断肠管。肠系膜分离完毕，在预定切断的肠管两端，分别用直止血钳斜行钳夹，钳尖斜向健侧，使钳与肠的横轴呈 30°，如此不仅保证断端肠管的血液供应，还增大了吻合口的直径（图 2-90）。然后将肠断端的肠系膜游离出 0.5～1.0cm，以备吻合。再用肠钳在距直止血钳 3～5cm 的健侧钳夹肠管。分别用干纱布垫于远、近端的两钳之间，以防切断肠管时肠内容物污染腹腔。

然后在两钳间沿直止血钳切断肠管，并移去病变肠段和纱布。肠管断端黏膜用安尔碘棉球擦拭，以备吻合。

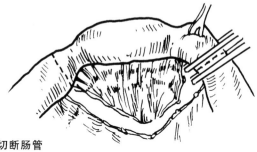

图 2-90　切断肠管

5. 肠吻合。吻合方法有端端吻合和侧侧吻合两种。一般多采用端端吻合，此种吻合符合生理、解剖特点。侧侧吻合已较少采用，它的缺点较多，如术后可出现盲袢综合征或肠管残端破裂等并发症。

（1）端端吻合　将两把肠钳靠拢，注意使两个肠腔对齐，勿发生扭曲。然后在肠管的肠系膜和肠系膜对侧，距断端 0.5cm 处各用 1 号丝线做两肠管断端浆肌层结节缝合，留作支持线（图 2-91）。

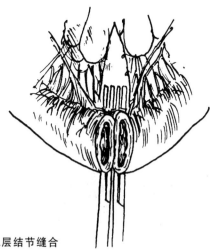

图 2-91　肠管断端浆肌层结节缝合

然后由肠系膜对侧肠壁开始，行后壁连续全层缝合（图 2-92），线结打在肠腔内，线尾勿剪断。缝合时针距肠管边缘 0.2～0.3cm，针间距 0.3～0.5cm。依次缝合至肠系膜侧时，缝针由一侧肠腔内穿出肠壁，再由对侧肠壁外面穿入肠腔内，拉紧缝线，使转角处肠壁内翻，再将缝针由此侧肠腔穿出，行前壁连续褥式内翻缝合（图 2-93），缝至肠系膜对侧，最后一针由肠壁外穿向肠腔内，与后壁第一针缝线打结，线结结扎在肠腔内。

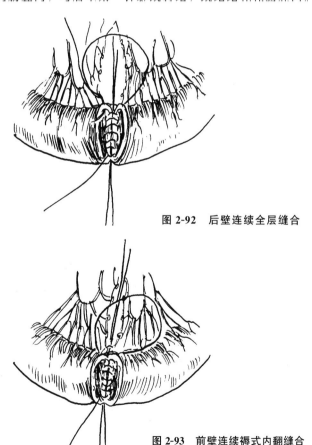

图 2-92　后壁连续全层缝合

图 2-93　前壁连续褥式内翻缝合

除去肠钳，更换吻合时用过的器械、纱布，手术人员冲洗手套，再用酒精棉球涂搽。在距全层缝合线 0.2cm 处用细丝线做前、后壁浆肌层结节缝合（图 2-94）。最后缝合肠系膜裂孔。检查吻合口大小，一般以易于通过两横指为宜。

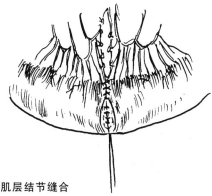

图 2-94　前、后壁浆肌层结节缝合

（2）侧侧吻合　切除肠管后，先行两断端闭锁（图 2-95），再取两把肠钳，分别纵行钳夹肠系膜缘对侧 2/3 肠壁，将两钳靠

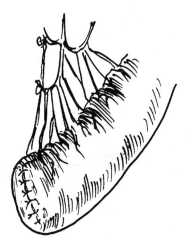

图 2-95　两断端闭锁

拢，做吻合口后壁浆肌层结节缝合 6～7cm，于两肠管间垫以纱布，分别距缝线两侧 0.5cm 处切开肠壁，各长 5～6cm。肠腔内以红汞和生理盐水棉球消毒后，行后壁连续全层或锁边缝合、前壁连续褥式内翻缝合及前壁浆肌层结节缝合、闭锁系膜裂孔等均同端端吻合法（图 2-96）。

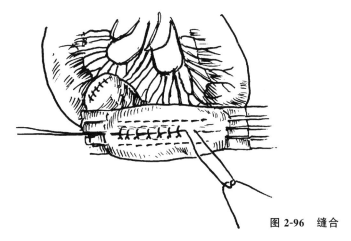

图 2-96　缝合

（3）无论端端吻合还是侧侧吻合都可以采用吻合器及闭合器完成，或直接采用切割闭合器完成，方法极为简单便捷。

6.缝合切口。

【手术技巧及特别提示】

◆ 肠系膜脂肪组织过多时，可将肠系膜提起迎光透照，即可看清血管走行，分离结扎肠系膜血管时，可先切开肠系膜的浆膜层，暴露出血管，再行结扎、切断，以免结扎后线结脱落或血管回缩导致出血。

◆ 分离、结扎肠系膜血管时，注意血管弓的分布，越靠近肠系膜根越要注意，以防将肠系膜血管结扎过多，造成大段的肠管缺血。肠管断端处的肠系膜也不要分离过多，一般距离断端1.0cm 以内即可，否则可能影响吻合口的血液供应，术后发生吻合口坏死。

◆ 吻合时，边缘翻入不宜过多，以防吻合口狭窄。拉紧每针缝线时，应将黏膜翻入，若黏膜外翻，将会影响吻合口愈合。全层缝合后如有部分黏膜外翻，可在局部追加"U"字形浆肌层缝合，将其翻入。拉线过紧又可造成吻合口狭窄，所以术中每针每线都应准确。

◆ 关闭肠系膜裂孔时，注意勿损伤肠系膜血管。吻合完成后要检查吻合口血运是否良好。

◆ 若放置引流管，引流管不应与吻合口直接接触，以免影响局部血运，造成吻合口瘘。

【术后处理】

◆ 留置胃肠减压装置至胃肠道恢复功能。

【并发症】

◆ 吻合口瘘、吻合口出血、吻合口狭窄；

◆ 腹腔内出血、感染；

◆ 粘连性肠梗阻。

第十三节　右半结肠切除术

【适应证】

◆ 盲肠、升结肠及结肠肝曲肿瘤。

◆ 回盲部增殖型结核伴肠梗阻者。

◆ 回盲部肠套叠伴有肠坏死或不能复位者。

◆ 盲肠、升结肠严重损伤修补困难者。

【术前准备】

◆ 饮食：术前3～5天进半流食，术前1～2天进全流食。

◆ 内服泻药：术前 3 天每晚口服 25％硫酸镁 30ml。

◆ 机械性肠道灌洗：术前 3 天每晚盐水灌肠 1 次，术前晚清洁灌肠。

◆ 口服抗生素：卡那霉素 1g，甲硝唑 0.4g，术前 3 天，3 次/天。

【麻醉方式】

◆ 硬膜外麻醉或全身麻醉。

◆ 仰卧位。

【手术步骤】

1. 切口。取右下腹经腹直肌切口或旁正中切口。

2. 探查。开腹后探查病变，判定性质。如为恶性肿瘤应检查肠系膜、肝脏、盆腔有无癌转移；对回盲部肠套叠、扭转或良性病变，还应注意是否合并其他病变。

3. 结扎血管。决定切除右半结肠后，将小肠推向左侧，显露右侧结肠血管。将回结肠血管、右结肠血管及中结肠血管的右支，在根部分别游离、结扎和切断（图 2-97）。

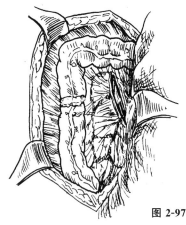

图 2-97 游离、结扎、切断血管

4. 分离右侧结肠。将切口向右牵拉，显露右结肠旁沟。于病变外侧剪开部侧腹膜，向右游离结肠（图 2-98）。在距病变远、近端至少 10cm 处，用止血钳穿过右结肠系膜无血管区，各带入一条纱布条，分别结扎、闭锁病变肠管的远、近端。继续剪开侧腹膜，上至结肠肝曲，下至盲肠，并分束结扎、切断肝结肠韧带。将升结肠向左牵拉，用止血钳钳夹纱布球或用包有纱布的左手示指，经侧腹膜切口向左侧做钝性游离，将右侧结肠连同肠系膜及腹膜后的脂肪、淋巴结一起游离至肠系膜根部。

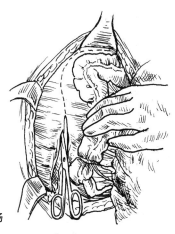

图 2-98　游离右侧结肠

5.切除病变。将盲肠、升结肠提至腹腔外，从距回盲部 15～20cm 处开始，分束结扎、切断回肠及升结肠系膜，直至已切断的回结肠血管根部。然后从横结肠右、中 1/3 交界处结扎、切断大网膜，再分束结扎、切断横结肠系膜，直至已切断的右结肠血管根部（图 2-99）。

右半结肠游离完毕，用肠钳分别钳夹已分离的回肠及横结肠，夹回肠的肠钳要斜向肠系膜对侧缘肠壁的近端，夹横结肠时，肠钳与肠的纵轴垂直。在预定切除肠管的两端，分别钳夹直十二指肠钳，在肠钳与直十二指肠钳之间分别切断回肠及横结肠（图 2-100），去除被切除的肠段，用安尔碘棉球涂擦肠断端。

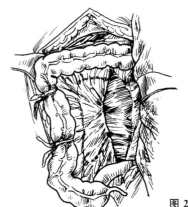

图 2-99　结扎、切断横结肠系膜

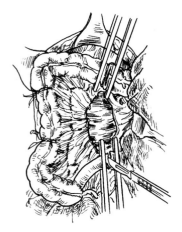

图 2-100　切断回肠及横结肠

6.端端吻合。按顺时针方向，将回肠末端上提，与横结肠断端做端端吻合（图 2-101）（吻合方式同小肠切除术）。因回肠肠腔小，也可做端侧吻合。即先做横结肠断端的全层连续缝合，两角部做半荷包埋入缝合，再做浆肌层缝合闭锁结肠断端，然后行端侧吻合。也可行回横结肠吻合器吻合。检查吻合口大小适宜，间断缝合肠系膜裂孔。

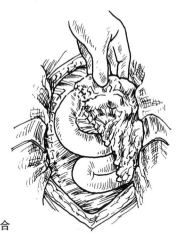

图 2-101　端端吻合

7.缝合切口。

【手术技巧及特别提示】

◆ 游离右侧结肠、腹膜后脂肪及淋巴结时，见有活动性出血应立即止血；注意勿损伤输尿管、输精管或卵巢血管、十二指肠降部和水平部以及右肾下极。

◆ 对恶性肿瘤，操作中首先将肿瘤所在的肠管远端、近端用纱布条扎紧，以防癌细胞在腹腔内扩散、种植。随即结扎相应的血管，以防癌细胞血行转移，然后再行肠管切除。

◆ 分离肠系膜时，注意保留肠管断端附近肠系膜的血管，以免影响吻合口的血液供应，并要妥善处理吻合口附近的脂肪垂。

◆ 回肠末端的血液供应来自回结肠动脉，行右半结肠切除时，在根部切断该动脉后，回肠末端的血运即被阻断，因此回肠末端的切除长度不应少于 12～20cm。

【术后处理】

◆ 继续胃肠减压至肠道功能恢复。

◆ 术后第 2 天可进少量水，第 3 天进流食。

◆ 术后第 5 天起，每天口服石蜡 30ml。

【并发症】

◆ 吻合口瘘、吻合口出血、吻合口狭窄。

◆ 腹腔内出血、感染。

◆ 粘连性肠梗阻。

第十四节　造口术

一、暂时性胃造口术

【适应证】

◆ 咽喉疾患致吞咽困难者；食管癌晚期下咽困难又不能手术切除者；食管化学烧伤及其所致的瘢痕狭窄不能进食者。

◆ 特殊患者腹部手术后胃肠减压。如小儿患者经鼻腔插管时不合作，老年患者有慢性肺部感染、肺气肿等症，为避免长期放置鼻胃管可能引起合并症及胃肠减压时间较长者，可利用暂时造口术行胃肠减压。

【术前准备】

◆ 静脉输液，纠正失水，补充营养，改善患者的全身状况，增加手术耐受力。

◆ 食管梗阻的患者，术前应插胃管至食管，将梗阻以上食管内容物吸净，以免麻醉过程中食管内容物反流引起窒息或肺部并发症。

【麻醉方式】

◆ 患者情况差，可以用局部浸润麻醉，也可以用全身麻醉或硬脊膜外麻醉。

◆ 采用仰卧位。

【手术步骤】

Stamm 胃造口术（荷包缝合法）

1. 由左上腹直肌切口进入腹腔。

2. 在胃前壁中部或偏左选择造口处。用湿纱布垫覆盖造口周围，以保护切口和腹腔，避免污染。

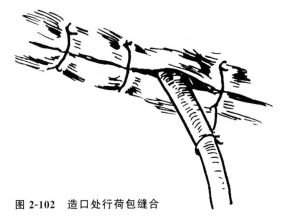

图 2-102　造口处行荷包缝合

3. 在造口处用丝线做一荷包缝合。在荷包缝合的中央切开胃壁，插入吸引器，吸净胃内容物，然后插入 16～18 号蕈状导尿管或尖端剪成 1～2 个侧孔的粗橡胶管，插向幽门方向 5cm，缝扎荷包缝线（图 2-102）。在第一个荷包缝钱外 1cm 处再做第二个荷包缝合，必要时可做第三个荷包缝合。

4. 将导管两侧的胃壁缝在腹膜创缘上，导管可以自创口下端引出或自腹壁另戳孔引出。将导管用细丝线固定于皮肤小切口上。

5. 逐层缝合切口。

Witzel 胃造口术（隧道缝合法）

1. 由左上腹直肌切口进入腹腔。

2.先在胃壁中部做一荷包缝合。在荷包缝线中央切开胃壁，插入一尖端剪有 1～2 个侧孔的橡胶管或蕈状导管，尖端朝向幽门，放进 5cm，收紧荷包缝线。

3.顺胃纵轴将导管紧紧贴在胃壁上，沿导管两侧做一排间断浆肌层缝合，使导管埋入胃壁隧道内，长约 5cm。

4.将导管从腹壁另切一小口拉出，在导管上下各缝一针，将胃壁固定于腹膜、导管固定于腹壁上。

5.逐层缝合切口。

【手术技巧及特别提示】

◆ 若造口目的是胃肠减压，将导管接在持续引流瓶上，至胃肠蠕动恢复即可夹管，进食后无腹胀，再过 12～14 天待瘘管与腹壁发生粘连后即可拔管。

◆ 若为管饲饮食用，则选取将导管开放 2～3 天减压引流，然后选取注入流质食物，再逐渐改为半流质食物。

◆ 胃内容物自导管周围溢漏，刺激皮肤，这种情况多见于维持时间长的暂时性胃管瘘术病例，可以在造口周围涂氧化锌油。

◆ 导管脱出。暂时性胃造口术后前 2 天导管脱出，最好立即手术再插入导管。若从原孔盲目插入导管，常使胃壁从腹壁分离，造成胃液漏入腹腔，引起腹膜炎。

【术后处理】

◆ 术后继续负压吸引至肠蠕动功能恢复。

◆ 以灌注营养物质为目的者，术后 2～3 天内导管开放引流，肠蠕动功能恢复后开始灌食。

【并发症】

◆ 造口内瘘。

◆ 造口周围皮炎。

◆ 造口管脱落。

◆ 切口感染。

二、小肠造口术

【适应证】

◆ 空肠以上的消化道梗阻，或其他不能经口进食者，需补充营养时。

◆ 肠梗阻患者，不能耐受肠切除术或肠管炎性水肿严重，肠切除吻合后，吻合口有裂开的可能者。

◆ 在全结肠或大部分结肠切除术前，为解除梗阻；或结肠切除术后，为保证吻合口愈合者。

【术前准备】

◆ 静脉输液，纠正失水，补充营养，改善患者的全身状况，增加手术耐受力。

◆ 术区备皮。

【麻醉方式】

◆ 局部麻醉或全身麻醉。

◆ 仰卧位。

【手术步骤】

导管式小肠造口术

可作为高位空肠营养瘘，或用于梗阻上段扩张肠管的肠腔减压。

1.切口。可根据手术的目的选择。如为高位空肠营养瘘，可做左上腹经腹直肌切口；其他则选择靠近拟行造瘘处的腹壁做切口。开腹后，将准备造瘘的长约15cm的一段小肠，提出腹壁切口外。确认小肠的远、近端，如为高位空肠营养瘘，应距十二指肠空肠曲15～20cm。用手指向两侧挤压提出的肠段内容物，在预定造口部位两端各夹一把肠钳，周围用干纱布保护，在肠系膜对侧缘肠壁，做两个同心圆的荷包缝线，直径略大于胶管直径。

内、外两荷包相距 0.5cm（图 2-103）。

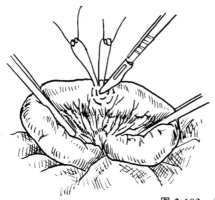

图 2-103　导管式小肠造口术之切口

2.切开肠壁，插入硅胶管。用尖刀于内荷包缝线中央切开肠壁，向远端插入前端剪有 2～3 个侧孔的硅胶管（相当于 F16-18 号硅胶管），深度为 6～7cm。拉紧结扎内荷包缝线，再将线绕过硅胶管壁做缝合、结扎固定。然后一边向肠腔内推进硅胶管，一边结扎外层荷包缝线使插管周围肠壁翻入肠腔。取出肠钳及纱布，用近侧端肠壁包绕硅胶管。将造口管贴于空肠壁上行浆肌层结节缝合 5～7cm（图 2-104）。

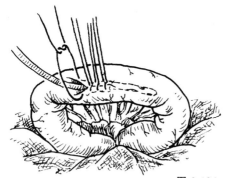

图 2-104　切开肠壁、插入硅胶管

3．缝合切口。还纳小肠于腹腔。用大网膜包绕硅胶管，以防肠内容物渗漏。于腹壁另截切口，将硅胶管拉出，用丝线固定于腹壁，逐层缝合切口。

小肠单腔造口术

多用于全结肠及直肠切除时的人工肛门，或慢性溃疡性结肠炎（为使病变肠段休息，促使病变恢复）。

1．切口。选在右髂前上棘和脐连线与腹直肌相交处，切除直径为回肠直径2/3的圆形皮肤。逐层切开腹壁，提出末段回肠，将预定造口处的肠系膜分离、切断、结扎至接近肠系膜根处。然后，于预定造口处肠管的两侧用肠钳钳夹，在两钳间切断肠管。闭锁回肠远侧断端，并将其缝于肠系膜上（图2-105）。

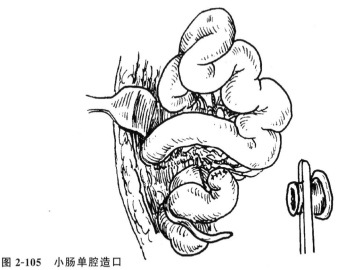

图 2-105　小肠单腔造口

2．提出回肠近侧断端，长4～5cm。为防止肠回缩形成内疝，将近侧断端肠肠系膜切缘与侧腹膜行结节缝合固定。

3．将腹直肌鞘后层、腹膜和回肠浆肌层缝合数针，予以固定。去除肠钳，将断端黏膜外翻，并与切口皮缘间断缝合固定。用凡士林纱布覆盖包裹，逐层缝合腹壁切口。

小肠双腔造口术

用于肠梗阻或小肠损伤等患者，因病情危重，不能耐受长时间手术，可迅速切除病变肠段，将两断端拉出腹腔外，行双腔造口。对于难以判断肠管生机者，可行肠外置，外置后如肠管发生坏死，再将其切除，形成双腔瘘。

1.完成肠切除后，将两断端肠管并列，并做浆肌层缝合6～8cm。然后，将其提至切口外，长约4cm。肠管的浆肌层与腹膜和皮肤做间断缝合固定。逐层缝合切口的其余部分（图2-106）。

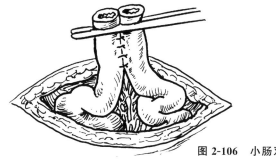

图2-106　小肠双腔造口

2.如对肠管生机难以判定时，可将该段肠管提至切口外，通过系膜无血管区插过一玻璃棒，玻璃棒两端套以胶皮管，以防肠祥回缩。然后缝合切口其余部分。用凡士林纱布围绕在外置肠祥底部，外加敷料包扎外置的肠管。术后24～48h，切断外置肠管，形成双腔瘘口。

【手术技巧及特别提示】

◆ 术中如小肠膨胀、水肿或粘连严重，不易辨别大、小肠时，要注意结肠带，以此区分大、小肠；或找到十二指肠空肠曲、回盲部，也能分辨大、小肠。

◆ 为防止术后造口处狭窄：一要注意防止切口感染，以免形成瘢痕压迫；二是术中可行十字形切开腹直肌鞘及筋膜。

◆ 为防止造口的肠管脱出或内陷，肠管与腹膜进行缝合时，一定要确切。另外，从腹壁切口拉出的肠管不能过短，以免因术后营养状态好转，腹壁增厚，肠瘘相对内陷。

◆ 造口肠管基底部和周围皮肤，术后应加以保护，可用油纱布包绕或涂以氧化锌油膏。

◆ 导管式小肠造口的拔管时间，不能少于术后 10 天，以免拔管后污染腹腔或腹壁造口处自行愈合。

【术后处理】

◆ 术后继续负压吸引至肠道蠕动功能恢复。

◆ 以灌注营养物质为目的者，术后 2～3 天内导管开放引流，肠蠕动功能恢复后开始灌食。

【并发症】

◆ 造口内瘘。

◆ 造口周围皮炎。

◆ 造口管脱落。

◆ 切口感染。

三、结肠造口术

【适应证】

◆ 永久性人工肛门，适用于直肠癌切除术后和未能切除病变但伴有梗阻的患者。

◆ 暂时性造口减压，适用于结肠梗阻或行结肠吻合术患者。

【术前准备】

◆ 无梗阻者，术前准备同右半结肠切除术；

◆ 肠梗阻者应留置胃肠减压装置，改善营养，纠正电解质紊乱。

【麻醉方式】

◆ 局部麻醉或硬膜外麻醉。

◆ 仰卧位。

【手术步骤】

横结肠造口术

1.切口。于右上腹经腹直肌切口进入腹腔。

2.寻找及处理横结肠。提起大网膜即可找到横结肠，并从右侧将其提出，在横结肠相对无血管区剪开大网膜附着处，结扎出血点，将大网膜还纳腹腔。如横结肠胀气明显可行减压。

3.处理腹壁切口。将准备造口的横结肠提出切口外，判定肠段通过腹壁切口的范围，将此范围两侧的腹膜与皮肤的真皮层做间断缝合（图 2-107）；然后，再逐层缝合切口两端。

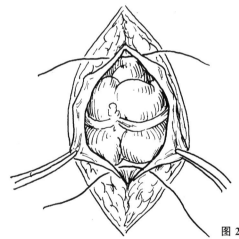

图 2-107　处理腹壁切口

4.固定外置结肠。将横结肠提出，注意勿扭转。在结肠袢系膜无血管区戳一小口，由此口穿过一玻璃棒，其两端夹以硬胶皮管，以防肠袢回缩。然后经肠系膜切口将腹壁切口的两侧腹膜缝合两针。再将肠袢的浆肌层与切口的腹膜做间断缝合。间隔剪线，用剩余线将油纱布条结扎一周，以隔离腹腔，保护切口并抬起玻璃棒（图 2-108）。

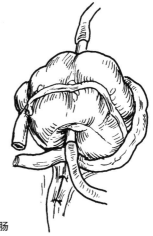

图 2-108　固定外置结肠

乙状结肠造口术

主要用于直肠癌 Miles 切除后做永久性人工肛门或一期无法吻合解除梗阻。

1.切口。应距直肠切除术之腹壁切口稍远些，一般在左髂前上棘与脐连线的中、外 1/3 交界处。将皮肤提起，做一圆形切口。将皮肤及皮下组织环形切除，其直径为 2～3cm，将腹外斜肌腱膜切除同样大小，分离肌层后切开腹膜，并用细丝线将腹膜切缘与皮肤的真皮层间断缝合（图 2-109）。

2.提出乙状结肠，闭锁乙状结肠旁间隙（图 2-110）。去掉乙状结肠近端肠钳，乙状结肠近端行荷包缝合闭锁，经腹壁圆形切口将乙状结肠近侧断端提出 5cm。

3.人工肛门口的处理。如肠道较清洁，可将乙状结肠浆

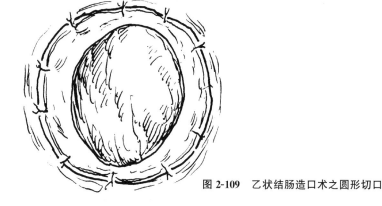

图 2-109　乙状结肠造口术之圆形切口

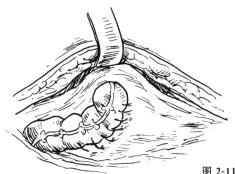

图 2-110　闭锁乙状结肠旁间隙

肌层与腹壁圆形切口的腹膜间断缝合 6～8 针，然后紧贴腹壁将多余的肠管切除。再将乙状肠断端壁全层与圆形切口之腹壁间断缝合，针距约 0.5cm。线暂不剪掉，用此线结扎凡士林纱布条。再以油纱布及干纱布覆盖。如肠道不清洁，可将乙状结肠浆肌层与圆形切口的腹膜间断缝合 8～12 针，以此缝线结扎油纱布条。72h 后剪断烟包线，开放人工肛门（图 2-111）。

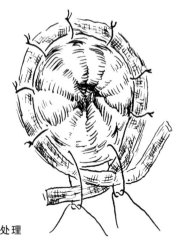

图 2-111　人工肛门口的处理

盲肠造口术

1. 切口。取右下腹斜切口，长 6～8cm。

2. 寻找盲肠、切开盲肠壁。入腹后，沿结肠带找到盲肠。将其提至切口外，周围用盐水纱布保护，在盲肠壁上的结肠带处做两个同心荷包缝线，沿结肠带在内荷包中心切开盲肠壁，用吸引器抽吸肠内容物（图 2-112）。

3. 插入导尿管。取一剪掉顶端的蕈状导尿管，插入盲肠内，结扎两荷包缝线，将插入管固定于盲肠内（图 2-113）。

4. 缝合。将切口腹膜与盲肠壁的浆肌层间断缝合以便与腹腔隔离。再缝合其余腹膜，逐层缝合腹壁。用腹壁缝线结扎固定蕈状导尿管。如果准备采取术后切开盲肠减压时，可将腹壁切口的壁腹膜与皮肤真皮层间断缝合。再将盲肠的浆肌层与壁腹膜缝合，用此线结扎油纱布条。

【手术技巧及特别提示】

◆ 术中如行肠腔减压时，要防止肠内容物外溢污染腹腔。

◆ 腹壁切口缝合松紧要适度（一般缝合后，造口肠段旁以能

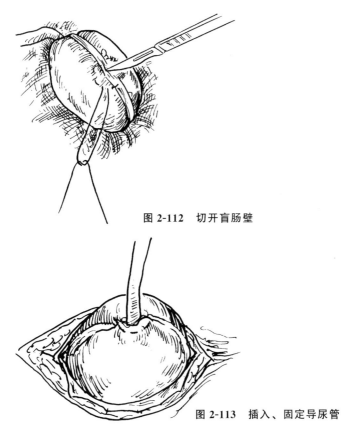

图 2-112　切开盲肠壁

图 2-113　插入、固定导尿管

插入一个手指为度），以免影响肠壁及其系膜血运。

◆ 选择人工肛门的部位要适当。有两个原则：一是距直肠切除术的腹壁切口要远些，以防污染；二是避开腰带的摩擦。一般选在左髂前上棘与脐连线的中、外 1/3 交界处。

◆ 为预防人工肛门狭窄，腹壁圆形切口直径不应小于 2cm。但也不宜过大，以防术后形成腹壁疝，一般以切除直径 2～3cm 的皮肤为宜。

◆ 乙状结肠造口术切断肠管缝合固定时，要特别注意保存乙状结肠的边缘动脉，以防肠管坏死。如造口处肠管的血液循环不佳，应毫不犹豫地将该肠管切除，直至血液循环良好处。经腹壁圆形切口提出乙状结肠，并将其与腹壁缝合、固定时，应防止肠管扭转。闭锁乙状结肠与侧腹壁之间的间隙很重要，可防止术后发生内疝。但缝合后乙状结肠不应有张力，以免人工肛门内陷。如有张力应游离降结肠。

◆ 盲肠造口术中应严格注意无菌操作，否则可能引起难以控制的腹腔感染，甚至危及病人生命。因此，缝合盲肠壁时，不应穿透肠腔。用荷包缝合线固定蕈状导尿管时，如果固定不确实，可再加一荷包缝合固定。将壁腹膜与盲肠的浆肌层缝合很重要，能防止外溢的肠内容物污染腹腔。

【术后处理】

◆ 需要切开的盲肠造口可于术后3天将导管拔除，沿结肠带扩大造口，将其开放。梗阻解除后，盲肠瘘需手术闭合。

◆ 横结肠造口支撑段玻璃棒在术后2周内拔除，不宜过早。

◆ 注意保持造口周围皮肤清洁。

【并发症】

◆ 造口内瘘、造口内陷。

◆ 造口周围感染、皮炎。

◆ 造口管脱落。

◆ 切口感染。

第十五节　胃大部切除术

【适应证】

◆ 十二指肠溃疡：溃疡急性穿孔、溃疡急性大出血、幽门梗阻及内科治疗效果不好者。

◆ 胃酸分泌高的胃溃疡。

◆ 胃远端肿瘤。

【术前准备】

◆ 全身情况及营养状况差的患者应在手术前改善全身情况，纠正营养不良、贫血、电解质紊乱及低蛋白血症。

◆ 伴幽门梗阻的病人术前 2～3 天禁食、胃肠减压、输液、每日洗胃 2～3 次。

◆ 择期手术病人手术前 1 天晚上行肥皂水灌肠 1 次，手术当日晨禁食，插鼻胃管。

【麻醉方式】

◆ 多采用硬膜外麻醉或全身麻醉。

◆ 仰卧位。

【手术步骤】

1.切口。选用上腹正中切口或右上腹旁正中切口。

2.探查病变。大部分患者在术前均可确诊，但是少数患者仍需根据术中探查来确诊和决定术式。经探查发现病变者，可切开幽门窦部直视检查，有时可发现早期癌。胃癌的探查要由远而近并按次序进行，以免癌瘤扩散及遗漏转移癌或多发癌。先检查直肠膀胱陷凹（或直肠子宫陷凹）。对女性患者要检查卵巢。然后，检查腹主动脉旁淋巴结有无肿大及转移表现，小肠系膜有无砂粒样结节。再检查肝脏、肝门、脾脏、脾蒂，注意有无癌转移。最后检查病变部位、肿瘤形态、浸润范围及区域淋巴结。

3.游离胃结肠韧带。在胃结肠韧带中部无血管区将其切开，于胃网膜血管弓的下方（或上方）用止血钳向左集束钳夹，切断、结扎胃结肠韧带，直至胃网膜左动脉的第二末支（图 2-114）。再向右游离至幽门窦部附近，于靠近胰腺下缘处将胃网膜右动脉主干钳夹、剪断，双重结扎（图 2-115）。

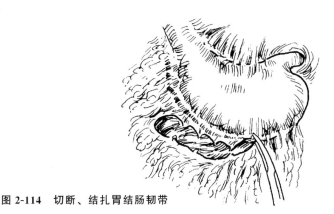

图 2-114　切断、结扎胃结肠韧带

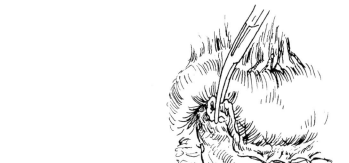

图 2-115　钳夹、剪断、结扎胃网膜右动脉主干

　　4.游离肝胃韧带及肝十二指肠韧带。用右手轻轻将胃大弯向下牵拉，左手示指经胃后面向上将肝胃韧带于无血管区剥开一裂孔。由此向右游离、结扎肝胃韧带。至幽门右侧十二指肠球部上缘，将肝十二指肠韧带内的胃右动脉游离，钳夹、切断、双重结扎（图 2-116），向左游离肝胃韧带，靠近胃壁将胃左动脉的第二末支切断、结扎（图 2-117）。将十二指肠周围的粘连及细小血管逐步游离结扎，直至将十二指肠游离出约 2cm，以备吻合用。

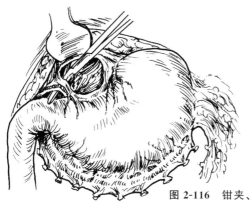

图 2-116　钳夹、切断、结扎胃右动脉

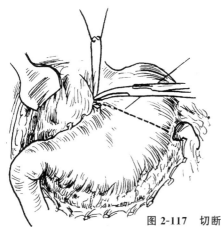

图 2-117　切断、结扎胃左动脉第二末支

5.切断远端。在幽门右侧钳夹十二指肠钳及肠钳。肠钳的外侧应保留约 1.5cm 游离的十二指肠，以备吻合。在两钳间切断十二指肠。两断端分别包以纱布，以防止污染腹腔（图 2-118）。

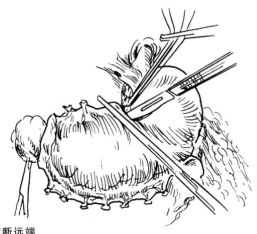

图 2-118　切断远端

6.切断胃。在胃体部预定切断线的胃大弯侧保留相当于十二指肠切断端的宽度（Ⅰ式）或保留 6cm（Ⅱ式），于其近远端钳夹直止血钳（钳与胃纵轴垂直，或与腹部正中线呈 45°），切断，以两把大胃钳钳夹剩余小弯侧，钳间切断并移走切除胃体，用 4 号丝线做全层"U"字形绞索缝合，将小弯侧胃壁闭锁。于胃小弯残角处，用 4 号丝线行荷包缝合，埋入残角，结扎缝线。在胃钳近端，将保留的胃大弯前壁浆肌层切开，黏膜下血管逐一用细丝线缝合结扎。以同样方式处理胃后壁。

7.吻合。

（1）胃十二指肠吻合法。

① 将胃左侧翻转，用 7 号丝线在胃后壁近端距吻合口 2cm 处，与胃长轴垂直较深地缝过浆肌层，用此缝线与胰腺长轴平行，浅而宽地穿过胰腺被膜，再由胰头距十二指肠附着部 0.5cm 处穿出，暂不结扎，依次再缝两针，分别结扎，即可使胃断端与十二指肠残端靠拢，以减少吻合口张力（图 2-119）。

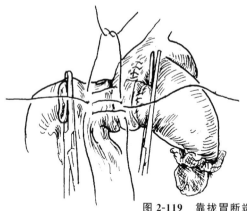

图 2-119　靠拢胃断端与十二指肠残端

②将钳夹胃和十二指肠的两钳靠拢，在胃和十二指肠吻合的两端各做一浆肌层支持线，把胃和十二指肠各向反方向翻转，做后壁浆肌层间断缝合（图2-120）。然后在黏膜下血管结扎线的远端将胃切除，做后壁全层间断或连续缝合及前壁全层间断或连续内翻缝合（图2-121）。

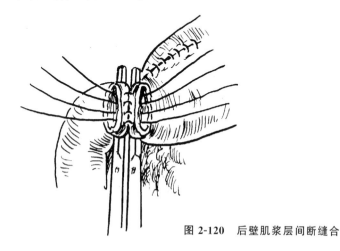

图 2-120　后壁肌浆层间断缝合

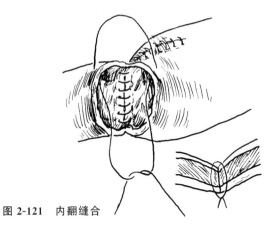

图 2-121　内翻缝合

③ 去掉两钳，提起支持线，以间断或"U"字形缝合法吻合前壁浆肌层，并用半荷包缝合加固胃和十二指肠顶部的"危险角"。检查吻合口，吻合口一般应通过两个横指（图 2-122）。

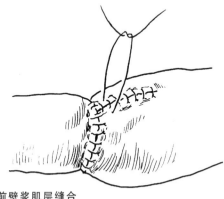

图 2-122　前壁浆肌层缝合

（2）胃空肠吻合法。

① 切断十二指肠后，随即闭锁十二指肠残端，即用细丝线先将黏膜连续缝合，再做浆肌层连续缝合。去掉肠钳，十二指肠

断端的上、下两角分别以半荷包浆肌层缝合法埋入。两角之间再加数针间断浆肌层缝合。

② 十二指肠断端闭锁后，将胃切除，缝合胃断端的小弯侧，大弯侧保留 5～6cm，以备做胃空肠吻合用，胃的拟切断线要与胃纵轴呈直角或约与脊柱呈 45°。

③ 进行胃空肠吻合时，该术式名称依吻合是在结肠前或在结肠后，以及近侧段空肠靠近胃小弯侧还是靠近胃大弯侧吻合等不同分为多种。在此只介绍结肠后空肠近侧段靠近胃小弯、远侧段靠近胃大弯的胃与空肠吻合术，即 Hoffmeister 法。

④ 提起横结肠，在结肠中动脉左侧的肠系膜上选一无血管区，纵行剪一长 5～6cm 的切口，在横结肠系膜根下方、脊柱左侧寻找十二指肠空肠曲，将近段空肠经横结肠系膜窗，拉至横结肠系膜上方，并将横结肠系膜窗左缘与距吻合口 2cm 处的胃后壁行浆肌层结节缝合（图 2-123）。取距十二指肠空肠曲 7～8cm 的空肠，按顺蠕动方向夹以肠钳，并近侧段对胃小弯、

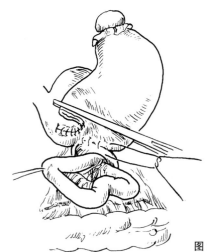

图 2-123　胃后壁浆肌层结节缝合

远侧段对胃大弯进行胃空肠吻合，在吻合口上、下两角各做一浆肌层缝合的支持线，并在两支持线之间做和空肠的后壁浆肌间断缝合。

⑤ 距后壁浆肌层缝线 0.5cm 左右处全层切开肠壁，使其与胃断端切口等长。擦拭肠内容物。

⑥ 做胃和空肠吻合口的后壁全层连续锁边缝合，再做前壁全层连续内翻缝合（图 2-124）。

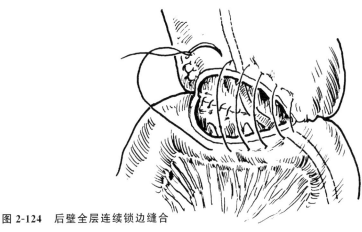

图 2-124　后壁全层连续锁边缝合

⑦ 去掉肠钳，提起两支持线做前壁浆肌层间断或"U"字形缝合。吻合口上角做浆肌层加固缝合，并将横结肠系膜窗的右缘与距吻合口 2cm 的胃前壁行浆肌层缝合。

⑧ 检查吻合口，逐层缝合腹壁切口。

（3）采用吻合器吻合胃与十二指肠或空肠。

将小弯侧胃壁以闭合器闭锁，胃大弯侧保留相当于十二指肠切断端的宽度（Ⅰ式）或保留 6cm（Ⅱ式），将吻合器头端放入十二指肠（Ⅰ式）或空肠（Ⅱ式），体部从胃大弯侧断端插入，行胃后壁与十二指肠或空肠吻合。闭合器闭锁胃大弯侧残端后可补加吻合口浆肌层缝合（图 2-125～图 2-127）。

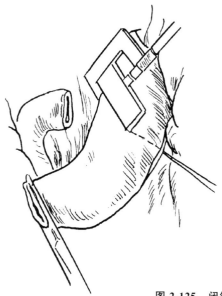

图 2-125　闭锁胃小弯侧胃壁

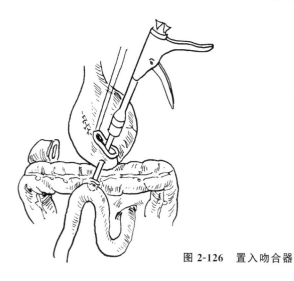

图 2-126　置入吻合器

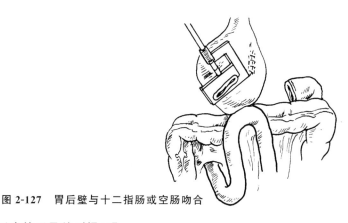

图 2-127　胃后壁与十二指肠或空肠吻合

【手术技巧及特别提示】

◆ 防止副损伤

① 十二指肠后壁病变，有时与胆总管、门静脉及肝动脉等形成实质性粘连。此时，不应勉强分离或切除病变。

② 胃小弯侧病变，有时小网膜增厚、短缩并与周围粘连，可使胆总管、门静脉及肝动脉向前方移位，故在处理增厚的小网膜时，应细致地做小的集束游离和结扎。否则，有可能将移位的胆总管等结扎和切断。如术中损伤胆总管，应立即修补并留置"T"型管引流。如损伤门静脉应仔细修补。于十二指肠内后壁进行剥离时，注意勿损伤胰腺。

◆ 胃大部切除术须保留胃左动脉食管支、左膈下动脉胃支。

◆ 切断十二指肠时，要注意保留适当长度（1cm 左右），以便与胃吻合。十二指肠端有明显瘢痕、水肿或游离过短（不足1cm）时，残端的处理常不能令人满意，且易形成残端瘘。此时，可用剪有侧孔的 F16-18 号蘑菇头管，向残端内插入 6～7cm，然后做浆肌层结节内翻缝合，为了加固，可同时将大网膜包于残端处。蘑菇头管由腹壁另切小口引至腹外，术后接引流瓶，数周拔除，可预防残端瘘发生。

◆ 胃空肠吻合在选用吻合段的空肠时，要正确辨认十二指肠空肠曲。勿将粘连固定的小肠系膜根或回盲部错认为十二指肠空肠曲，吻合口处距十二指肠空肠曲7～8cm。根据患者身材、切除胃体大小及空肠起始部肠系膜的长度，可适当改变。但最主要的是以吻合完成后，输入段空肠松紧适宜为度。输入段空肠过松，易造成输入口处屈曲。输入段空肠过紧，易牵拉输入口。过松、过紧均可造成输入口通过障碍，严重者可引起输入段空肠内胆汁和胰液潴留，以致内压增高，这是胃大部切除后十二指肠残端瘘的诱因。

◆ 胃的切断线与脊柱应保持45°左右，如角度过小，可致输入口处屈曲，使胆汁和胰液潴留。

◆ 胃空肠吻合时，要使近侧空肠对胃小弯、远侧空肠对胃大弯。如方向相反，则输入口低于输出口，使食物逆流，引起反流。此外，吻合时勿使缝针距切缘过远，以免吻合口边缘内翻过多，造成吻合口狭窄，尤其在输入口及输出口处，更应注意。

◆ 剪开的横结肠系膜裂孔应稍大于胃空肠吻合口处的周径。如裂孔过小，固定后，易压迫吻合口，影响食物通过。肠系膜裂孔边缘应距胃切断线2cm处和胃壁做结节缝合固定。如过远，可增加张力，容易滑脱；过近，易压迫吻合口。缝合固定时，针距应为1.5cm。如针距过大，肠管可经此裂隙进入，引起内疝，缝合固定必须确实可靠，以免滑脱，造成吻合口附近空肠梗阻。

【术后处理】

◆ 麻醉清醒后患者应半卧位。

◆ 禁食、持续胃肠减压2～3天，记录输入排出量。

◆ 术后3～4天胃肠道功能恢复后开始进流质饮食，术后5～6天进半流质饮食。

【并发症】

◆ 出血；

◆ 十二指肠残端破裂或瘘；

- 胃肠吻合口破裂或瘘；
- 胃排空障碍致术后呕吐；
- 术后梗阻；
- 倾倒综合征；
- 碱性反流性胃炎；
- 吻合口溃疡；
- 营养性并发症；
- 残胃癌。

第十六节　胆道系统疾病相关手术

一、胆囊造口术

【适应证】

- 年老体弱合并心、肺、肾多个重要脏器疾病者。
- 局部炎症、水肿、粘连重，解剖关系不清者；病程超过72h，全身中毒症状严重不能耐受胆囊切除者。
- 作为梗阻性黄疸术前减黄的一种手段。

【术前准备】

- 术前预防性应用抗生素。
- 完善心、肺、肝、肾等重要脏器功能的评估。

【麻醉方式】

- 硬膜外麻醉或气管内麻醉。对重症或并发中毒性休克者，以针麻或局部麻醉为宜。仰卧位，右腰背部稍垫高。

【手术步骤】

1.切口。如胆囊区炎症局限，并能摸到胆囊，拟做胆囊造口者，则于胆囊局部做一长约5cm的腹壁切口。否则行右上腹经腹直肌切口，长约10cm（图2-128）。

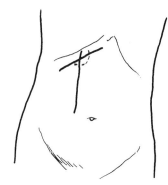

图 2-128　胆囊造口术之切口

2.探查胆囊。首先观察胆囊的自然位置、大小、颜色、有无穿孔及其与周围脏器粘连情况。其次触摸胆囊的厚度、胆囊内有无结石或蛔虫，尤其是胆囊颈部有无结石嵌顿。判定是炎症或癌变。如腹腔内有胆汁性渗出液时，应先吸净再行探查。胆囊周围粘连是保护胆囊的自然屏障。如不妨碍探查，最好不做全部分离。如病人情况允许，应进一步探查胆总管。

3.造口。显露胆囊底，周围用生理盐水纱布保护，以免切开胆囊时胆汁涌入腹腔。于胆囊底做一直径 1cm 的荷包缝合，轻轻提起缝线，在中央穿刺（图 2-129）。

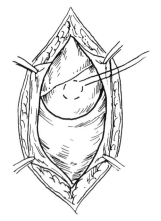

图 2-129　造口

观察抽出胆汁的颜色、浑浊度以及有无脓性改变，并留做细菌培养。用尖刀在穿刺针孔处切一小口，吸净胆汁，以胆石匙或胆石钳取出胆石或蛔虫。以手指伸入胆囊内，探查胆囊颈部有无嵌顿胆石，再由胆囊外捏扪胆囊管，如有胆石，则用手指将其由胆囊管挤回胆囊内，一并取出，切勿遗漏。有时胆囊内有多数小胆石，可用生理盐水纱布擦出。在胆囊内放一尖端剪有侧孔的F18-20 号导尿管，插入 3～4cm 深，将胆囊壁切口的浆肌层内翻，拉紧荷包缝线并结扎。于荷包缝线外 0.5cm 处，再做一荷包缝合，结扎固定（图 2-130）。吸净腹腔脓液后，在网膜孔附近放置烟卷引流。于右侧腹壁另切小口，将导尿管引出腹腔外。于导尿管周围将胆囊底浆肌层和壁腹膜结节缝合数针固定，再把大网膜覆盖于周围，预防胆汁渗漏及胆囊与胃肠粘连，给二次手术创造有利条件。再将导尿管用皮肤缝线结扎固定，以防脱落。

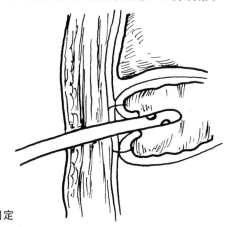

图 2-130　结扎固定

4.缝合腹壁切口。

【手术技巧及特别提示】

◆ 如胆囊病变较轻，且胆道压力不高、胆囊胀大不明显时，可能病变主要在胆总管、肝总管或肝内胆管，患者虽有黄疸、高热或中毒性休克症状，也不应做胆囊造口术。因为此种情况下胆囊造口起不到引流减压的作用，需要探查胆总管、肝总管，解除病源并做胆总管的"T"型管引流。

◆ 对胆囊底部或体部已有小片坏死或穿孔者，应在坏死部位切开或扩大穿孔，取出胆石或蛔虫，再放入导管造口。如胆囊颈部有穿孔，宜先做缝合，再于胆囊底部造口。

◆ 胆囊引流管的腹壁切口，应位于胆囊底附近的腹壁上，便于做胆囊底部腹膜间的缝合固定，也可避免引流管折曲，影响引流效果。

【术后处理】

◆ 禁食、输液，注意保持水、电解质平衡。

◆ 导管妥善固定，保持胆囊造口管通畅。

◆ 原则上应在胆囊造口术后 3 个月行二期胆囊切除术。

【并发症】

◆ 胆瘘。

◆ 腹腔感染。

二、胆囊切除术

【适应证】

◆ 发病 72h 以内、有明确手术指征的急性胆囊炎（包括化脓性胆囊炎、坏疽性胆囊炎、梗阻性胆囊炎）患者。

◆ 对于慢性胆囊炎伴有结石、息肉或反复发作者。

◆ 胆囊外伤性破裂患者。

◆ 胆囊造口术后患者。

◆ 胆囊隆起性病变：直径 1cm 以上的胆囊息肉或胆囊癌。

【术前准备】

◆ 完善心、肺、肝、肾等重要脏器功能的评估。

◆ 预防性抗生素应用。

【麻醉方式】

◆ 连续硬膜外麻醉或全身麻醉。

◆ 平卧位，右腰背部垫高。

【手术步骤】

1.切口。于右上腹经腹直肌切口，必要时适当延长，也可做右肋缘下斜切口。

2.探查、显露胆囊和胆总管。参见胆囊造口术和胆总管切开探查术。

3.切除胆囊。

（1）顺行性胆囊切除术。

① 显露和处理胆囊管：如胆囊肿大，影响手术，先于胆囊底部做一荷包缝合，周围垫好纱布。于荷包缝合中央，用尖刀切一小口，吸净胆汁后拉紧缝线打结。用海绵钳钳夹胆囊底并拉向肋缘处，将肝前缘拉向前上方。用止血钳钳夹胆囊颈部，轻轻牵拉，剪开胆囊颈前方的腹膜（图2-131），再用止血钳轻轻将胆囊管及其根部分离清楚，并明确地辨认胆囊管和其周围组织的相互关系（图2-132）。其次用两把止血钳，夹于距胆总管0.3cm的胆囊管上，注意勿夹于胆总管、胆囊动脉、肝右动脉和肝右管

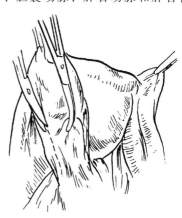

图2-131　钳夹胆囊颈部

上，以免损伤。在两钳间剪断胆囊管，两断端用碘酊、酒精消毒，近侧断端用 4 号丝线结扎后，再用 1 号线缝合结扎，以免脱落（图 2-133）。

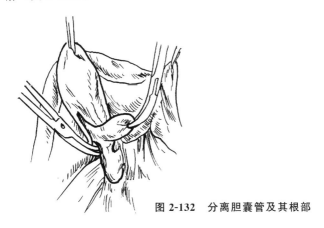

图 2-132　分离胆囊管及其根部

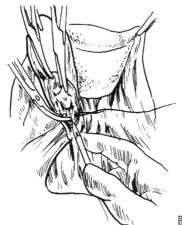

图 2-133　缝合结扎

② 处理胆囊动脉：向上牵拉胆囊管的远侧断端，在胆囊管的后上方三角区内（胆囊三角），找到胆囊动脉，注意辨清和肝右动脉的关系。在靠近胆囊侧，钳夹胆囊动脉并切断、结扎（图 2-134）。

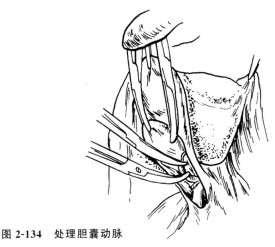

图 2-134　处理胆囊动脉

③ 剥离胆囊：距肝床边缘 1cm 处切开胆囊浆膜，以便将残留的浆膜缝合遮蔽肝床。将胆囊由颈部向底部钝性剥离，直至切除。如果胆囊壁增厚，和周围肝组织粘连不易剥离时，可在胆囊的浆膜下，注入少量生理盐水，再进行剥离。胆囊剥除后，肝床可能有少量渗血，以生理盐水纱布压迫 3～5min 或电刀喷凝止血。

（2）逆行性胆囊切除术。

① 剥离胆囊：离肝组织 1cm 处于胆囊两侧切开浆膜，将胆囊的肌层和黏膜层由浆膜下剥离。有时胆囊和肝床粘连紧密，剥离时不但出血多，且能损伤肝脏。应边剥离边用生理盐水纱布压迫止血，一直剥离到胆囊颈部。必要时可切开胆囊，以左手示指伸入胆囊内做引导，进行剥离（图 2-135）。

② 处理胆囊动脉和胆囊管：在相当于胆囊颈的后方，找到胆囊动脉，并予以结扎、切断（图 2-136）。有时胆囊动脉因炎症粘连变细，埋藏于粘连的组织内，在剥离过程中，易将其剥断。最后认清胆囊管，用两把止血钳在距离胆总管 0.3cm 处钳夹，于其中间剪断，移除胆囊。近侧断端用 4 号丝线结扎后再加缝合结扎。

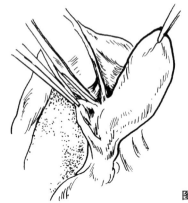

图 2-135　剥离胆囊

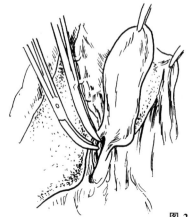

图 2-136　结扎、切断胆囊动脉

4.关闭腹腔。去掉腰背部垫枕,清理腹腔内纱布,并注意有无渗血。腹腔内以生理盐水冲洗后,于网膜孔处放一引流管,另切口从右侧腹引出。逐层缝合腹壁切口。

【手术技巧及特别提示】

◆ 肝外胆囊和胆囊动脉常有变异,加上炎症性粘连,更不易辨认。在钳夹和切断胆囊管时,有损伤胆总管和胆囊动脉的危险，故在手术中必须准确辨认胆囊管、胆总管和胆囊动脉，否则可发生误伤。

◆ 胆囊管残端不宜过长，以免日后该部扩张，胆汁淤积感染。但也不要过短，以免结扎胆总管，造成胆总管狭窄。一般以距离总管 0.3cm 为宜。

◆ 如果胆囊炎症很重或胆囊和肝床紧密粘连，勉强剥离能损伤肝脏，可仅将胆囊黏膜层剥下，直到胆囊管，并将胆囊和胆囊管黏膜一并切除，也可取得满意的效果。

◆ 术中需要探查胆总管时，应先探查、处理胆总管，然后再做胆囊切除。

【术后处理】

◆ 留置胃管、导尿管的患者清醒后即可拔除胃管或导尿管。

◆ 抗感染。

◆ 引流液性质及量如无异常，引流管可在术后 48h 拔除。

【并发症】

◆ 切口或肝下感染。

◆ 胆汁瘘。

◆ 胆囊切除术后综合征。

三、胆总管切开探查术

【适应证】

◆ 胆总管结石、蛔虫、畸形（狭窄或扩张）和肿瘤等引起梗阻，发生感染或出血。

◆ 肝外胆管修复或吻合术后，为了保证缝合部位的愈合。

【术前准备】

◆ 完善心、肺、肝、肾等重要脏器功能的评估。

◆ 预防性抗生素应用。

【麻醉方式】

◆ 同胆囊切除术。

【手术步骤】

1.切口。于右上腹经腹直肌切口，上自肋弓下抵脐部。如显露不充分，可沿右肋弓延长到剑突（图2-137）。

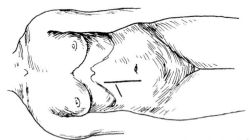

图 2-137　胆总管切开探查术之切口

2.一般检查。首先检查肝脏的颜色、软硬度以及有无结节和脓肿；胰腺有无局限性肿物或弥漫性炎症性水肿；胆囊是否胀大，有无炎症性发红、水肿、坏死或穿孔，胆囊壁有无肥厚、变硬，胆囊及胆囊管内有无胆石，胆总管有无扩张或狭窄；左手示指伸入网膜孔，用拇指、示指捏扪胆总管内有无结石或蛔虫。其次进行胆道测压、试验穿刺或造影。经上述检查，有下列变化之一者，应切开胆总管进行探查（胆总管切开探查指征）。

① 胆总管内有结石或蛔虫者。

② 有明显的胆总管扩张和内压增高者。

③ 胆囊内有多数小胆石者。

④ 胆总管壁增厚或变形者。

⑤ 胆总管穿刺有混浊、脓性、血性胆汁或并发肝脓肿者。

⑥ 术中造影发现肝内或肝外胆管有明显病变者。

3.采用顺行性胆囊切除术同样方法，显露肝十二指肠韧带，用大块生理盐水纱布分别覆盖于胃和十二指肠、肝脏、胆囊以及横结肠和空肠。然后用宽的拉钩，分别将胃、十二指肠拉向左方，肝脏、胆囊拉向右上方，肠管拉向下方，使肝十二指肠韧带稍呈紧张状态，充分显露其中走行的暗青色胀大的胆总管，同时也能看到胆总管下方的网膜孔。以生理盐水纱布填塞于网膜孔内，以防胆汁外溢，污染网膜囊。

4.切开胆总管。沿肝十二指肠韧带切开前面的腹膜，稍加剥离即可看到胆总管。于距十二指肠上缘1cm处，常规进行穿刺，可抽出胆汁（图2-138）。于穿刺针眼的两侧，各缝一条支持线，提起支持线，在其中间用尖刀沿纵轴切开胆总管约2cm，用吸引器尽量吸净胆汁（图2-139）。

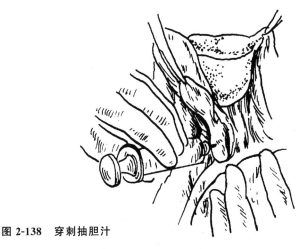

图2-138　穿刺抽胆汁

5.探查胆道。用胆石匙或钳，取出胆石或蛔虫。然后，将左手示指伸入胆总管，探查有无残留结石、蛔虫或狭窄。再用胆道扩张器探查Oddi括约肌、肝左管和肝右管是否通畅，探查胆总

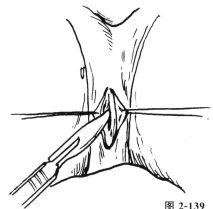

图 2-139　切开胆总管、吸净胆汁

管时，胆道扩张器先由 45 号开始，由小到大，逐渐依次递增。当探杆通过 Oddi 括约肌时，先有轻微抵抗，其次则有落空感觉，此为扩张器探头已进入十二指肠腔内的象征。一般在不用暴力的情况下，能顺利通过 8～10 号扩张器，则认为 Oddi 括约肌无狭窄，不需要处理（图 2-140）。

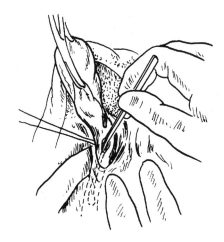

图 2-140　探查胆道

6.冲洗胆总管，放置"T"型管。把导尿管依次插入肝左管、肝右管和胆总管，接注射器用生理盐水加压冲洗。尤其对肝内胆管有泥沙样胆石者，更应将导尿管放入肝左管、肝右管内，反复加压冲洗，直到把小胆石、泥沙样结石和混浊脓性胆汁彻底冲洗干净为止（图2-141）。将"T"型管的两端各留2～3cm长的臂，其余剪掉，并将其底部侧壁剪除一半，开放管腔。用一长弯钳或镊子将"T"型管柄和一臂夹在一起，送入胆总管内，其次将另一臂也推入胆总管中，使"T"型管两臂自然伸展，勿使折曲。用1号丝线结节缝合胆总管，再由"T"型管慢慢注入生理盐水，观察其通畅情况以及胆总管缝合处有无液体漏出，对漏液处应补加缝合（图2-142）。

7.关闭腹腔。去掉腰部垫枕，以生理盐水冲洗腹腔。在吻合口附近放一引流管，于右腹壁另戳一小口，将"T"型管引出腹腔外，并用皮肤缝线结扎固定。将大网膜包绕于肝下、胆囊和胆总管周围，逐层缝合腹壁切口。

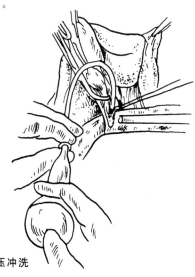

图2-141　放置"T"型管、加压冲洗

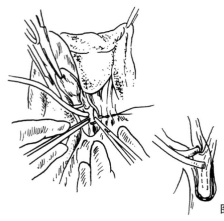

图 2-142　结节缝合胆总管

【手术技巧及特别提示】

◆ 胆总管切开引流的同时需切除胆囊者，应先做胆总管切开引流，然后切除胆囊。其原因有二。

① 有时术中病情急转不佳，做完胆总管切开引流后，胆道已通畅。胆囊可暂不切除，待病情好转再做胆囊切除，也可取得满意效果。否则，胆囊切除后病情危重，还必须做胆总管探查，对病人不利。

② 有时术中发现胆总管解剖变异或其他病理改变，需要做胆囊和肠道的吻合。

◆ 胆总管表面炎性浸润，偶有曲张静脉，甚至呈静脉瘤状，应紧靠胆总管表面将其缝合结扎或分离后结扎、切断，以免显露胆总管时损伤出血。

◆ 个别患者胆囊动脉变异，由肝固有动脉或胃十二指肠动脉分出，横跨胆总管前方进入胆囊，影响胆总管显露。如不需要切除胆囊时，将血管分离后拉向一旁，显露胆总管。切勿对其轻易结扎切断，以免胆囊坏死。

◆ 少数患者的门静脉在胆总管前方走行，故切开胆总管前，必须先做穿刺，以免误将门静脉切开，引起严重出血。

◆ 术中用胆石钳或匙取出胆石后，必须再用手指探查，以免遗漏胆石或狭窄。

◆ 应用胆道扩张器时，切忌用暴力，以免损伤 Oddi 括约肌，日后形成瘢痕性狭窄，甚至穿破胆总管形成假道。

【术后处理】

◆ 禁食及静脉输液，维持水、电解质平衡。

◆ 胃肠减压。

◆ 抗生素应用。

◆ "T"型管拔管指征：胆管引流术后全身状况良好，术后 3 周以上，"T"型管造影前已全日夹管 3~5 天无不良反应，"T"型管造影示胆管下段无狭窄、无胆管内残余结石，同时可见 "T"型管窦道影形成完全者，可以拔除 "T"型管。

【并发症】

◆ 上消化道出血。

◆ 胆道出血。

◆ 胆汁瘘。

◆ 黄疸。

第十七节　脾切除术

【适应证】

◆ 外伤性脾破裂。

◆ 脾良性肿瘤或恶性肿瘤。

◆ 门脉高压性脾肿大。

◆ 脾功能亢进。

【术前准备】

◆ 出血量较多时需大量快速静脉补液。

◆ 如合并复合性损伤，应给予抗生素控制感染。

◆ 对休克患者，给予吸氧。

◆ 置胃肠减压管。

【麻醉方式】

◆ 硬膜外麻醉或全身麻醉。

【手术步骤】

1.切口。取左上腹部经腹直肌切口、旁正中切口或采用左肋缘下斜切口。

2.控制出血。进入腹腔后，首先取出腹腔内积血，如不是开放性损伤，也未合并空腔脏器损伤，则可收集腹腔内血液并用7～8层干纱布过滤，装入含有保养液的采血瓶中，准备自身输血。

3.游离、切除脾脏。出血被控制后，右手伸入腹腔，分离脾的背面和膈下的粘连，增加脾的活动度（图2-143）。用右手握住

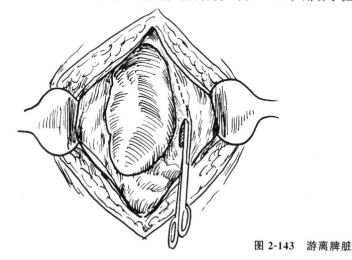

图2-143 游离脾脏

脾上极，将脾向下内、再向前推出切口外。立即用大块生理盐水纱布垫填充于膈下，压迫止血。如脾脏为脾肾韧带所固定，不能将脾脏游离拖出时，可用手指分离或用弯剪剪断脾肾韧带，再将脾脏拖出。再分离切断脾结肠韧带、膈脾韧带、胃脾韧带等，用三把止血钳夹脾蒂，在近脾门处两把止血钳之间切断脾蒂，除去脾脏（图2-144）。脾蒂血管用7号丝线结扎后，再做贯穿缝合结扎。

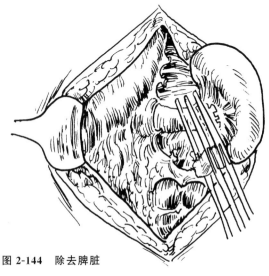

图 2-144 除去脾脏

取出膈下的大块生理盐水纱布垫，将胃拉向右上，肠管拉向下方，充分显露脾床以检查膈面和腹后壁有无出血。再用长持针器和4号丝线缝合结扎膈面和腹后壁的出血和渗血处。

4.缝合切口。脾床处理完毕后，彻底清除腹腔内积血。最后用生理盐水冲洗腹腔。如手术剥离面有渗血和腹腔已被污染，可于脾床留置烟卷引流，另做小切口引出。逐层缝合腹壁切口。

【手术技巧及特别提示】

◆ 一般患者取仰卧位，于左季肋下脾区用软枕垫高。

◆ 探查腹腔内其他脏器，以免遗漏其他处的损伤。

◆ 清除腹腔积血后，如发现脾破裂处或脾蒂大血管撕裂处仍继续大量出血时，术者应迅速将左手伸入腹腔内，捏住脾蒂，控制出血。

【术后处理】

◆ 严密观察血压和脉搏的变化，以防术后发生休克。

◆ 术后患者清醒、血压正常时，取半坐位。鼓励患者早期活动及深呼吸运动，以预防肺部并发症的发生。

◆ 术后禁食期间，可经静脉适当补液。

◆ 给予抗生素，以控制感染。

◆ 烟卷引流可在术后 48～72h 拔除。

【并发症】

◆ 腹腔内大出血。

◆ 膈下感染。

◆ 血栓栓塞性并发症。

◆ 脾切除术后凶险性感染。

第十八节　肛门直肠疾病相关手术

一、痔切除术

【适应证】

◆ 血栓性外痔。

◆ Ⅰ度、Ⅱ度内痔。

◆ 混合痔。

【术前准备】

◆ 术前 2 天开始少渣饮食，术前 1 天改流食。手术当日晨做清洁灌肠。

◆ 对便秘的患者，术前 3 天开始口服液状石蜡。

◆ 严重贫血的患者，术前适量输血。

【麻醉方式】

◆ 局部麻醉、低位腰麻（蛛网膜下腔麻醉）或骶管麻醉。

【手术步骤】

1.取截石位，消毒铺巾后，术者两手示指、中指蘸石蜡油后，伸入肛门，缓慢用力扩肛，使肛门括约肌完全松弛。

2.直肠内塞一块带有尾线的纱布块，以阻挡肠内容物流出。

3.钳夹切除法。

肛门括约肌松弛后，痔核常显露于肛门口。与直肠纵轴呈平行方向，用止血钳钳夹痔的基底部（图 2-145）。切除止血钳上方的痔组织，用 0 号肠线先将近肛门侧的黏膜做贯穿缝合结扎，要求结扎住黏膜下血管。然后围绕止血钳再做连续缝合。边除去止血钳，边拉紧缝线并结扎（图 2-146）。该法一次手术不宜超过 3 个内痔，在切除的两痔之间，必须保留约有 1cm 宽的黏膜和皮肤，以防形成肛门狭窄。

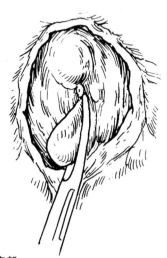

图 2-145　钳夹痔基底部

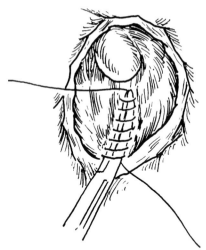

图 2-146　围绕止血钳做连续缝合

4.痔静脉丛切除法。

痔核显露后用小止血钳夹起痔核的上端和下端，沿痔核周围在黏膜上做与直肠纵轴一致的梭形切口。用剪刀在黏膜下分离静脉丛，用细丝线结扎出血点。提起带有部分黏膜的痔静脉丛，静脉丛根部行贯穿缝合结扎。在切口的肛缘皮肤上做一"△"形切口，使底向外、尖朝肛门。用细肠线将黏膜由内向外连续缝合，皮肤上的"△"形切口不缝，经此处插入橡皮条引流。

5.血栓性外痔切除法。

局部麻醉下，外痔周围做"∧"形切口，注意勿切得过深，以免切破痔丛而不易剥离。沿紫黑色硬韧的痔丛周围剥离，并将切口间的皮瓣切除，取出其中的血栓，如有出血时，可以结扎止血。伤口不缝合，数日后可自行愈合。

【手术技巧及特别提示】

◆ 痔手术须在出血、炎症的间歇期进行，否则常因炎症而使黏膜易撕脱出血。

◆ 一次手术不宜切除多处痔核，防止形成肛门狭窄。

◆ 贯穿缝合结扎时，不宜穿针过深，以防伤及动脉和肛门括约肌。

◆ 切口不应切在肛门外的皮肤，以免引起直肠黏膜外翻，或导致环形狭窄。

◆ 切除肠黏膜的长度应根据痔丛的范围及肠黏膜脱垂的长短而定。一般切除 2～3cm。如需切除过多时，黏膜袖要充分向上游离，以免因张力过大，缝线过早撕脱，创缘裂开，形成瘢痕。

◆ 术中应彻底止血，在切断黏膜袖时，如果黏膜下组织回缩且伴有搏动性出血，需将黏膜断端向外牵出，认真找出血点，给予结扎。用缝合创缘和肛管压迫的方法，常达不到止血的目的。

◆ 黏膜与肛管皮缘对位缝合要准确，防止黏膜袖扭曲，否则可造成肛门狭窄。

【术后处理】

◆ 术后给患者服阿片酊 3 天，每天 3 次，每次 5 滴。3 天后改服液状石蜡，每晚 20ml 直至排便通畅为止。

◆ 每日换药一次，或用 1∶5000 高锰酸钾溶液坐浴，每天 3 次，每次 20min，排便后坐浴。

◆ 术后 3 周，做肛门指诊检查。注意肛门有无狭窄，如有狭窄，可定期扩张肛门。

【并发症】

◆ 出血。

◆ 感染。

◆ 肛门狭窄。

二、肛门周围脓肿切开引流术

【适应证】

◆ 肛门周围脓肿导致肛门周围红肿、剧痛，经抗感染治疗无效。

◆ 局部麻醉下试行穿刺，有脓液抽出，即应切开排脓。

【术前准备】

◆ 手术野常规消毒。

【麻醉方式】

◆ 浅表脓肿采用局部麻醉。

◆ 肛提肌上方的深在脓肿可行腰麻（蛛网膜下腔麻醉）、鞍区麻醉。

◆ 对不合作的小儿用全身麻醉。

【手术步骤】

肛门周围皮下脓肿引流术

1.以皮肤最隆起、波动最明显处为中心，与肛门呈放射状切开。切口与脓腔大小应近似。

2.切开皮肤后，以止血钳插入脓腔，撑开止血钳扩大创道，排出脓汁。再以示指探查脓腔，如有间隔，应分开。

3.清除脓腔内坏死组织，脓腔内放置纱布条引流。如果肛门外括约肌的皮下部影响引流时，可将其切断以利引流，但深部不得切断。

直肠黏膜下脓肿切开引流术

1.插入分叶肛门镜，扩开肛管，显露黏膜下脓肿。

2.在隆起的黏膜中央，用尖刀纵行切一小口，排出脓液，再用止血钳插入脓腔并挑起黏膜，纵行扩大切口，使其与脓腔大小相等。

3.清除脓腔内坏死组织。如果切口边缘黏膜过多而重叠，可纵行剪除部分黏膜以利引流。一般不放引流条。如有渗血，可向腔内填塞油纱布条，压迫止血。

坐骨直肠窝脓肿切开引流术

1.于皮肤隆起最明显处，做前后方向切口。切口应距肛门缘3cm（过近可损伤肛门外括约肌），与脓腔大小近似。

2.切开皮肤、皮下组织，用止血钳插入脓腔，撑开止血钳，扩大脓肿壁创口，排出脓水。

3.插入手指探查，如有多个脓腔，需用手指剥开间隔，使其成为一个脓腔。为使引流口通畅，可将切口外缘皮肤、皮下组织剪去一部分，脓腔内填塞油纱布条做引流。

骨盆直肠间隙脓肿切开引流术

1.外引流。

① 以左手示指插入直肠内，触及的脓肿作为切开的引导。右手于肛门外侧拟行切开处做试验穿刺，抽得脓液，证实脓腔位置，以便为切开指示方向及深度。抽脓勿过多，以免脓腔缩小后寻找困难。

② 于穿刺部位做前后方向切口（图2-147）。

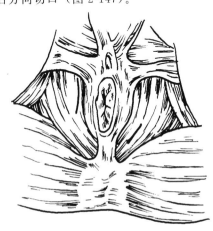

图 2-147 做切口

③切开皮肤、皮下组织后，改用止血钳分离，当止血钳触及肛门提肌时，则遇有阻力，此时按左手示指指引的方向，稍用力即可穿破肛提肌，继续分离直达脓腔。撑开止血钳，以扩大创道，排尽脓液后，于脓腔内放置胶皮管引流（图 2-148）。

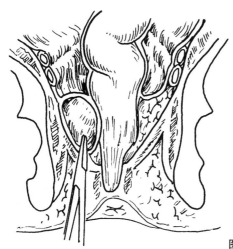

图 2-148　扩大创道

2.内引流。

适用于脓腔已向肠腔内突出者。操作与直肠黏膜下脓肿相同。但需切开肠壁，使脓肿与直肠相通。脓腔内放置油纱布条引流，自肛门引出。

直肠后脓肿切开引流术

于肛门后方稍偏向患侧切开，以避免损伤肛尾韧带。其操作与骨盆直肠间隙脓肿相同。如脓肿突向肠腔时，也可经直肠内切开引流。

【手术技巧及特别提示】

◆ 行肛提肌下方脓肿切开引流时，如原发病灶位于肛门外括约肌浅部以下，可同时切开肛门外括约肌皮下部，防止形成肛瘘。不应切断肛门外括约肌深部，以免造成肛门失禁。

◆ 肛提肌下方脓肿引流时，应注意其是否与骨盆直肠间隙有交通，或与对侧坐骨直肠间隙有交通。如切开后排脓量超过100ml，则上述可能性很大，应当用手指和止血钳细心探查脓腔底。如有与骨盆直肠间隙相通的瘘孔，应将其扩大，并向深处放置胶皮管引流。如有对侧交通，则应在对侧补加切开引流。

◆ 凡经直肠内切开时，切口均需纵切，切忌横切，以免形成直肠狭窄。切开肠壁时如有出血，应以大块油纱布向脓腔内和直肠内充填、压迫，均能止血，24h后取出，更换纱布条引流。

◆ 禁忌用刀切开肛提肌，不少病例因此形成肛瘘，故切口不宜距肛门太远，日后肛瘘一旦形成，因外口靠近肛门，也便于进一步治疗。

【术后处理】

◆ 保持排便通畅，术后每晚服液状石蜡20ml。

◆ 给予抗生素，以控制感染。

◆ 术后2～3日更换引流条。如为胶皮管引流，须加固定。引流不畅时可用生理盐水冲洗，10天左右拔出引流管，改用凡士林油纱布条引流，间隔换药。

【并发症】

◆ 出血。

◆ 感染。

◆ 肛门狭窄、肛瘘、肛门失禁。

三、肛瘘手术

【适应证】

◆ 肛瘘。

【术前准备】

◆ 无需特殊准备。

【麻醉方式】

◆ 低位腰麻（蛛网膜下腔麻醉）或骶管麻醉。

【手术步骤】

肛瘘切开术

1.患者取截石位，扩肛，于直肠内填入纱布，从肛瘘外口注入少量亚甲蓝溶液，以确定瘘管行径和内口位置。右手持探针由外插入瘘管，左手示指伸入肛门协助寻找内口，将探针前端引出肛门外。

2.沿探针将瘘管从内口至外口完全切开，用刮匙刮除管壁的坏死组织和肉芽组织，切除创口边缘，使创面敞开以利引流，创面敷盖凡士林油纱布（图2-149）。

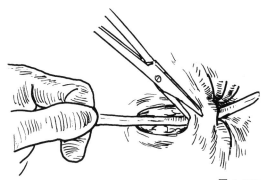

图2-149 创面敞开、引流

肛瘘切除术

适用于位置较低、管壁纤维组织多的肛瘘。手术步骤及方法同肛瘘切开术。

1. 将探针从肛瘘外口插入经内口穿出。

2. 用组织钳夹住瘘管外口皮肤，沿瘘管走行，将全部瘘管切除，包括内外口、瘘管表面皮肤及瘘管周围的瘢痕组织，创面止血后，用凡士林纱布覆盖，创口不予缝合（图 2-150）。

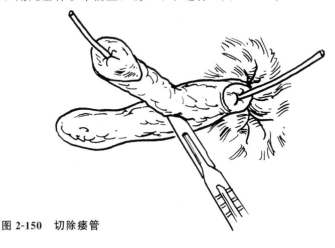

图 2-150　切除瘘管

肛瘘挂线疗法

利用橡皮筋的张力及分次收紧结扎线的办法，缓慢地将瘘管切开，随着切开的进行，伤口逐渐愈合。适于治疗瘘管在肛管直肠环以上或穿过肛管直肠环的肛瘘。

1. 探针由肛瘘外口插入，经内口引出肛门外。探针一端系以橡皮筋，抽出探针将橡皮筋引入瘘管。

2. 切开内、外口之间的皮肤，收紧橡皮筋，于近皮肤处将拉紧状态下的橡皮筋用粗丝线结扎，剪去多余的橡皮筋，以后分次收紧橡皮筋，待瘘管完全被切开，橡皮筋随之脱落，留下的浅表创面经换药很快愈合（图 2-151）。

【手术技巧及特别提示】

◆ 如果找不到肛瘘内口，可沿染有蓝色的瘘管走行方向，逐

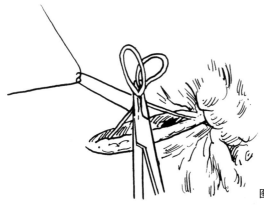

图 2-151 切开瘘管

步切开。

◆ 如果瘘管穿过肛门括约肌，切开时应与肌纤维成直角，一次只能切断一处。使用探针寻找内口时，不宜用力过大，以免造成假道。

◆ 有两个以上的内口者，可先切除主要瘘管，待肛门括约肌断端已与周围组织粘连固定、创面已大部愈合时，再切除其他瘘管。

◆ 切除肛门前方蹄铁形肛瘘时，不宜切除过多的组织，因该处肌肉较为薄弱。肛门后方蹄铁形肛瘘，手术时注意勿损伤肛尾韧带，以免造成肛门前移。

◆ 采用肛瘘挂线疗法时，皮筋拉紧的程度要根据具体情况决定。如果瘘管周围的肛管直肠环因纤维化，已与周围组织粘连固定，则可以紧勒皮筋，以迅速切开软组织。如肛管直肠环尚未粘连固定，肌纤维柔软，则皮筋不宜环勒过紧，术后换药时，分次紧线，以免切开过速，肌纤维回缩过多，引起肛门失禁。如果探针尖端只能探至肛隐窝黏膜下，确实找不到内口时，可穿通黏膜进行挂线，常可取得满意的效果。

【术后处理】

◆ 术后保持排便通畅，口服液状石蜡，每晚 20ml。

- ◆ 术后肛门疼痛较重，应给予止痛药。
- ◆ 保持局部清洁，便后用 1：5000 高锰酸钾溶液坐浴。
- ◆ 间隔换药。如创口有粘连，应及时分开，以防止假性愈合。

【并发症】
- ◆ 肛门失禁。
- ◆ 创口出血。

第十九节　腋臭切除术

一、梭形皮肤切除"Z"形成形术

【适应证】
- ◆ 腋臭。

【术前准备】
- ◆ 剃去腋毛，清洁腋下皮肤。

【麻醉方式】
- ◆ 局部麻醉。

【手术步骤】

1.病人平卧，头、颈、肩部垫一枕头。上肢上举，手掌枕于头后部，以充分显露腋窝三角处。

2.用碘酊、酒精常规消毒腋下皮肤，铺无菌巾。

3.将有毛区的腋下皮肤、皮下组织做梭形切除，彻底止血。

4.在切口两侧，分别做一不在同一水平的侧切口，形成 A、B 两个三角形皮瓣，其顶角约 60°。

5.止血后将皮瓣易位，缝合皮下组织和皮肤。外覆专用敷料，做加压包扎（图 2-152、图 2-153）。

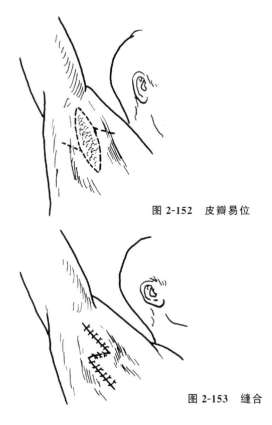

图 2-152　皮瓣易位

图 2-153　缝合

二、"S"形皮瓣真皮层切除术

【适应证】

◆ 本式适用于腋毛范围较大，估计梭形切除、"Z"形成形术切口缝合张力大者。

【术前准备】

◆ 剃去腋毛，清洁腋下皮肤。

【麻醉方式】

◆ 局部麻醉。

【手术步骤】

    1.腋下皮肤处理、麻醉同"Z"形成形术。

    2.于腋窝腋毛处做一"S"形切口（图 2-154）。

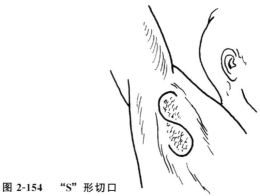

图 2-154 "S"形切口

    3.翻起"S"形上半部皮瓣，用锐利的组织剪或尖刃刀切除或刮除有毛处的真皮层，将全部汗腺及毛囊切除，只留下中厚皮片（图 2-155）。

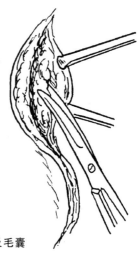

图 2-155 切除汗腺及毛囊

4.用同样方法处理"S"形下部皮瓣（图2-156）。

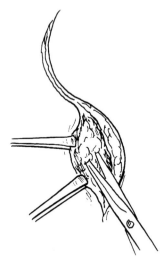

图 2-156　下部皮瓣处理

至此，腋窝大部分真皮层和汗腺已被切除。彻底止血后，缝合皮肤（图2-157）。用敷料覆盖，加压包扎。

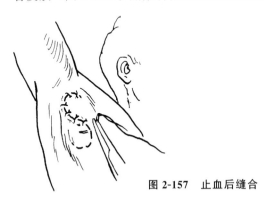

图 2-157　止血后缝合

三、梭形皮瓣真皮层切除术

1.腋下皮肤处理、麻醉同"Z"形成形术。

2.局麻前于腋窝腋毛处，用甲紫或亚甲蓝溶液画好梭形范围。将梭形范围三等份画两条平行线，麻醉后按平行线切开做一"//"形切口。

3.先后翻起"//"形上部、中部及下部皮瓣，用锐利的组织剪或尖刃刀切除或刮除有毛处的真皮层，将全部汗腺及毛囊切除，只留下中厚皮片。

4.腋窝大部分真皮层和汗腺被切除后，彻底止血，缝合皮肤。覆盖敷料，加压包扎。

四、 1/2 梭形皮瓣切除、 1/2 皮瓣真皮刮除

1.患者腋部准备、麻醉同前述手术。

2.局部麻醉前用甲紫或亚甲蓝溶液画好切口处。先从梭形切口中线切开。

3.切去切口线内侧或外侧的一半皮肤和皮下组织。

4.翻起另半侧皮瓣，剪去皮下组织，然后用刀刃刮真皮面，至出现多乳头状突起为止。

5.彻底止血后缝合皮瓣。外盖敷料，加压包扎。

【手术技巧及特别提示】

◆ 腋臭切除虽是小手术，但应注意无菌操作，彻底止血，以防感染并造成瘢痕挛缩。

◆ 做切口前必须有很好的估计，恰当地采用切除术，切口缝合有张力者，应考虑采用"S"形切口。

◆ "S"形切口、"//"形切口和 1/2 皮瓣切除切口的翻转皮瓣范围宜大一些，并应把有毛区皮肤真皮层均切除。

◆ 腋窝处内有腋动脉、腋静脉、臂丛神经等重要组织，故切口不要过深，以免损伤这类组织。

【术后处理】

◆ 术后腋窝部覆盖敷料，可用弹力绷带包扎，上肢轻度外

展，有利敷料固定。

◆ 术后 7～10 天拆线。

【并发症】

◆ 切口瘢痕挛缩。

◆ 切口出血。

◆ 切口皮瓣坏死。

第二十节　手部感染性疾病相关手术

一、化脓性指头炎切开引流术

【适应证】

◆ 化脓性指头炎。

【术前准备】

◆ 不需特殊准备。

【麻醉方式】

◆ 指掌侧总神经阻滞麻醉。

【手术步骤】

1.根据脓肿范围大小，于末指节侧面做纵行切口，其近端要距手指横纹 0.3cm，远端距指端 0.2cm 左右，必要时也可做对口引流或 "L" 形切口。

2.用小尖刀由指腹近侧向远侧切开，切断指骨前侧的纤维间隔，剪除突出切口外的脂肪组织及坏死组织。伴有指骨骨髓炎死骨形成时，应先拔除指甲，然后在指端软组织上沿指骨两侧做 "n" 形切口，切断纤维间隔，取出死骨，引流脓肿。

【手术技巧及特别提示】

◆ 应在肿胀最明显、压痛最重的一侧切开，皮肤切口必须够大，以保证引流通畅。

◆ 在指头两侧对口引流，虽可使引流通畅，但愈合后指腹皮肤常成桥状畸形，且易造成感觉异常。"n"形切口又称鱼嘴形切口，较对口引流对手指功能的影响更为严重，因此要慎重选用。

◆ 指骨已有感染时，只能摘除分离坏死的骨片，不能用刮匙搔刮骨组织。

◆ 创口内放置的引流物，以胶皮膜为好。凡士林纱布条引流时易堵塞切口，影响引流的通畅性。

【术后处理】

◆ 每日换药 1 次。如敷料被脓汁浸透，应立即更换。放入引流条，以防止创道早期闭塞和积脓。

◆ 为防止炎症扩散，应给予抗生素。

【并发症】

◆ 切口血肿。

◆ 炎症扩散。

二、手掌膜间隙感染切开引流术

【适应证】

◆ 手掌膜间隙感染。

【术前准备】

◆ 不需特殊准备。

【麻醉方式】

◆ 局部麻醉或前臂神经阻滞麻醉。

【手术步骤】

大鱼际间隙切开引流术

在拇指指蹼的掌面或背面，做一与皮纹相平行的横行或弧形切口，切开皮肤、皮下组织，沿骨间肌做钝性分离达脓腔。

掌中间隙切开引流术

1.在第3、第4指或第4、第5指指蹼掌面做纵行切口,其近端不能超过手掌远侧横纹。切开皮肤后,用止血钳钝性分离深层组织,沿蚓状肌管的方向将止血钳插入达掌中间隙。但该切口引流不够通畅,并在一定程度上影响手的功能。

2.在手掌远侧横纹中1/3处做一弧形切口,其长度相当于第4指宽度。切开皮肤、皮下组织,小心地切开掌腱膜,将止血钳经屈肌腱之间插入掌中间隙达脓腔。以止血钳扩开排脓,冲洗后放置橡皮膜引流,纱布包扎后将手固定于功能位。

此切口引流较通畅,为常用切口(图2-158)。

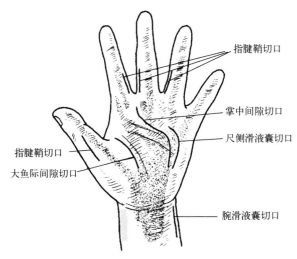

指腱鞘切口

掌中间隙切口

尺侧滑液囊切口

指腱鞘切口

大鱼际间隙切口

腕滑液囊切口

图 2-158　手部感染时的常用手术切口

【手术技巧及特别提示】

◆ 大鱼际间隙切开时,切口不宜过大,不可切断指蹼皮肤游离缘。

◆ 掌中间隙切开时,切开掌腱膜时勿损伤深部的血管及神经。

◆ 急性炎症消退后，早期应做练习活动，以利功能的恢复。

【术后处理】

◆ 每日换药 1 次。如敷料被脓汁浸透，应立即更换。放入引流条以防止创道早期闭塞和积脓。

◆ 为防止炎症扩散，应给予抗生素。

【并发症】

◆ 切口血肿。

◆ 炎症扩散。

三、甲沟炎切开引流术

【适应证】

◆ 甲沟或其周围组织发生感染，已有脓液者。

【术前准备】

◆ 不需特殊准备。

【麻醉方式】

◆ 指（趾）神经阻滞麻醉。

【手术步骤】

沿患侧甲沟缘做与其略平行的纵切口，切口近端不宜超过甲床基部平面，切开病变处皮肤，脓液排出后，伤口内放置油纱条或胶皮膜引流，纱布包扎（图 2-159）。

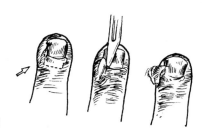

图 2-159　甲沟炎切开引流

【手术技巧及特别提示】

◆ 麻醉药中禁加肾上腺素，以免造成指（趾）端血运障碍。

◆ 甲沟炎侵及甲下，形成甲下积脓时，可同时拔除指甲。

【术后处理】

◆ 每日换药 1 次。如敷料被脓汁浸透，应立即更换。放入引流条以防止脓腔早期闭塞和积脓。

◆ 为防止炎症扩散，应给予抗生素。

【并发症】

◆ 切口血肿。

◆ 炎症扩散。

四、腱鞘囊肿切除术

【适应证】

◆ 对一般治疗无效的腱鞘囊肿患者。

【术前准备】

◆ 不需特殊准备。

【麻醉方式】

◆ 局部麻醉。

【手术步骤】

1.沿皮纹做适当长度的横切口或"S"形切口。

2.切开皮肤、皮下组织，沿囊肿周围分离，摘除囊肿后，创面结扎止血，缝合切口。

【手术技巧及特别提示】

◆ 注意勿损伤肌腱。

◆ 如果囊肿与关节腔相通，可保留囊肿基底部，并将底壁与两侧软组织各缝一针，使底部敞开，以免复发。

【术后处理】

◆ 注意观察切口皮肤血运，定期换药。

【并发症】

◆ 损伤肌腱。

◆ 切口血肿及感染。

五、拔甲术

【适应证】

◆ 指（趾）甲外伤性甲床分离。

◆ 甲下积血。

◆ 甲下脓肿。

◆ 嵌甲症。

◆ 指（趾）甲真菌病，经药物治疗无效者。

【术前准备】

◆ 不需特殊准备。

【麻醉方式】

◆ 指（趾）神经阻滞麻醉。

【手术步骤】

1.术者以左手拇指、示指紧捏指（趾）两侧，或在指（趾）根部扎一细的橡皮止血带，以控制出血（图 2-160）。

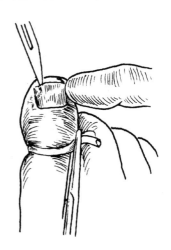

图 2-160　拔甲（一）

2.然后用尖头刀分离甲根和两侧甲缘皮肤。紧贴甲下将尖头刀插入指（趾）甲与甲床间，向两侧切割，直至指（趾）甲完全分离。

3.用止血钳夹紧指（趾）甲中部，稍加摇动，按水平方向即可拔出（图 2-161、图 2-162）。

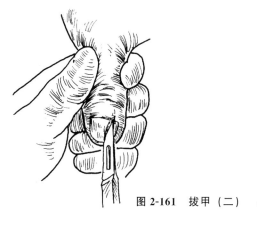

图 2-161　拔甲（二）　.

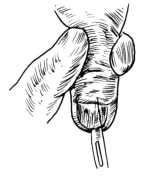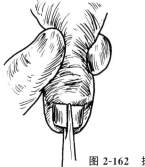

图 2-162　拔甲（三）

【手术技巧及特别提示】

◆ 用刀分离时，注意勿损伤甲床，以免日后造成指甲畸形。

◆ 拔出的指（趾）甲应检查是否完整，尤其是甲根部两角处。

【术后处理】

◆ 用 2～3 层凡士林油纱布覆盖甲床，进行包扎。

【并发症】

◆ 指甲畸形。

◆ 切口血肿。

第二十一节　皮肤感染性疾病手术

【适应证】

◆ 疖已出现白头，疼痛严重、红肿浸润区较大。

◆ 痈经保守治疗后红肿范围仍扩大，中央坏死组织增多，应及早做切开引流减压。唇痈不做切开引流。

【术前准备】

◆ 不需特殊准备。

【麻醉方式】

◆ 据具体情况进行选择。除较大的痈应在全身麻醉下行切开外，范围小的痈可在局部麻醉下进行切开和切除。

【手术步骤】

1.麻醉后，在痈的正中处做一"十"字形切口，切口深度应达痈的底部（图 2-163）。切口长度达正常皮肤边缘。用有齿镊或鼠齿钳夹住皮瓣角，用刀尖做皮下潜行分离，使其与下面的坏死组织分开（图 2-164）。

2.分开四周皮瓣后，用剪刀剪去皮下所有腐烂和坏死的组织（图 2-165）。如深筋膜也已坏死，也应将其一并切除。创面用盐水清洗后，用碘仿纱布或盐水纱布填压创面止血，将皮瓣盖在填

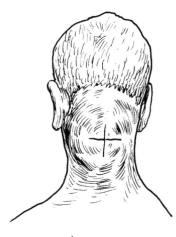

图 2-163   "十"字形切口

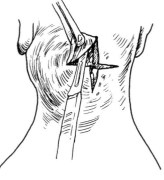

图 2-164   皮下潜行分离

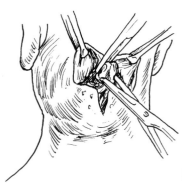

图 2-165   剪去腐烂和坏死组织

压物上，外加压迫包扎。除非皮肤已坏死，否则应尽量多地保留些皮瓣，以免术后瘢痕收缩，延长愈合和影响功能。

【手术技巧及特别提示】

◆ 疖可在局部麻醉下做切开减压，同时取出脓栓。切口不需太大，只要能取出脓栓即可。切勿用力挤压，尤其是唇、鼻间（危险三角区）的疖。

◆ 由于颈背部皮肤较紧厚，平行进针注药较困难，可改用垂直进针。即可在痈边缘的外侧正常皮肤上先做一皮内皮丘，然后将针垂直刺入达筋膜，注入 0.5％利多卡因或普鲁卡因 2～3ml。拔出针头，再在其邻近部位同法注射，围绕痈注射一圈。

◆ 若痈的病变范围较广，患者全身中毒症状明显，可在全身麻醉下做痈整块切除。如有条件，最好用电刀切，这样可减少术中渗血。

◆ 手术原则是从正常皮肤边缘起，围绕痈的周围，做一环痈切口，深达病变底部，整块切除。创口边缘和底部必须切至健康组织，否则仍有炎症扩散的可能。较大的出血点，用细丝线结扎止血，结扎线头稍留长些，待换药时将其拉脱，以减少创口内异物。创面敷以碘仿纱布或盐水纱布，48h 后换药。待创面健康肉芽组织生长后，再行植皮。

◆ 痈在而中央尚未坏死者，可采用"＋＋"切开或多条纵行切开减压和引流。

【术后处理】

◆ 每日换药 1 次。如敷料被脓汁浸透，应立即更换。放入引流条以防止创道早期闭塞和积脓。

◆ 为防止炎症扩散，应给予抗生素。

【并发症】

◆ 切口感染扩散。

◆ 创面出血。

第二十二节 精索内静脉高位结扎术

【适应证】

◆ 精索静脉曲张及其伴随症状显著，经非手术疗法治疗无效，影响日常工作者。

◆ 与腹股沟疝或鞘膜积液等同时存在者，需一并手术。

【术前准备】

◆ 不需特殊准备。

【麻醉方式】

◆ 局部麻醉或腰麻。

【手术步骤】

1.切口及显露精索。按患侧腹股沟管走行做皮肤斜行切口，长 5～6cm。分开皮下脂肪，沿腱纤维走行将腹外斜肌腱膜切开，显露出精索（图 2-166、图 2-167）。

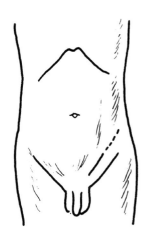

图 2-166 皮肤斜形切口

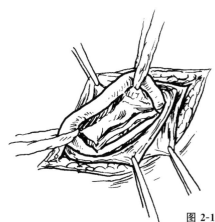

图 2-167 切开组织、显露精索

2.分离、结扎精索内静脉。在深环附近找到精索内静脉，剥出后行双重结扎，在两结扎线之间将其切断（图 2-168）。

上述步骤完成后，如有疝需予同时修补。

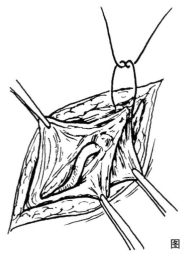

图 2-168 分离、结扎精索内静脉

3.缝合切口。按层缝合腹壁切口。

【手术技巧及特别提示】

◆ 将精索与周围组织行钝性分离至腹股沟深环。在深环附近切开精索筋膜后，常可找到汇集成一粗支或分为两支的精索内静脉。该静脉管壁菲薄，剥离时要注意避免剥破出血，切勿伤及精索血管。剥出后行双重结扎，在两结扎线之间将其切断。此时其近侧端多自行向腹膜后退缩，远侧端有时立即出现曲张的静脉明显减退或消失。

【术后处理】

◆ 用丁字裤兜起阴囊。用沙袋压迫腹股沟手术区，24h 后移去。

【并发症】

◆ 切口感染。

◆ 切口血肿。

第二十三节　包皮环切术

【适应证】

◆ 包茎不易翻转或包皮过长。

◆ 包皮口狭小影响排尿或造成勃起时疼痛。

◆ 因炎症反复发作，包皮内板与阴茎头、尿道外口形成不同程度粘连。

【术前准备】

◆ 有急性包皮阴茎头炎时，暂不适合手术，可给予抗生素及局部洗涤。

◆ 个别者可先做包皮背部切开术，待炎症彻底消退 1～2 周后，再做包皮环切术。

【麻醉方式】

◆ 阴茎根部阻滞麻醉或海绵体麻醉。先在阴茎根部扎上一条止血带，于止血带下方的阴茎根部之背部神经经过之处，相当于时钟 10 点及 2 点的位置上，各做一皮丘，然后刺入皮下（图 2-169）。用 1% 普鲁卡因溶液 3～4ml，围绕阴茎根部各注射半周，并深刺把同量麻醉剂注射到阴茎海绵体筋膜下，或刺过较为硬韧的海绵体筋膜和白膜后，注入到阴茎海绵体内。此时应回吸注射器，无回血方可缓慢注药，最后在阴茎根部的腹侧、尿道海绵体和阴茎海绵体间隙中，各注射 2～3ml 麻醉药（图 2-170）。注后轻揉 2～3min，即可麻醉。

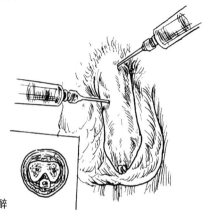

图 2-169　阴茎根部麻醉

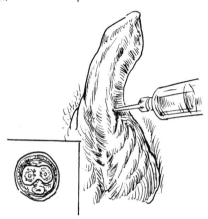

图 2-170　海绵体麻醉

◆ 小儿可用全身麻醉。

【手术步骤】

1.切开和剥离。在包皮包着阴茎头的自然状态下，选取在外板做一和冠状沟大致平行的切口。将包皮外板从皮下组织上剥下来。然后将剥下来的包皮向上翻转，使内板面向外。如果包皮口狭小不能翻转，可在剥下的外板上做纵行切开，切过狭小的包皮口便可容易翻转外板。

其次在内板距冠状沟 0.5～1cm 处做一环状切口，系带处需留出一个"V"形皮瓣，使呈两边各为 1cm 左右的等腰三角形。并将内、外板两个切口线之间的一圈皮肤剥离切除，使阴茎头完全外露。

2.止血。创面上所有出血点，均应注意止血。较小的出血点可随时用止血钳捻挫止血；较大者用 000 号丝线或尼龙线结扎。线头要尽量剪短，以防术后形成皮下硬结。去掉麻醉前扎在阴茎根部的止血带，再检查创面，如仍有出血点，应确实止血。

3.缝合皮肤。依次在包皮的背侧面右下及腹侧的正中（即内板"V"形皮瓣的尖端和阴茎缝），各做结节定位缝合一针，然后在包皮左右两侧的中点各缝合一针，提起以上四针缝线，分别在各缝线间加针缝合。缝合时助手要用两把小镊子预先将内、外板创缘对齐对正，在把持固定的情况下，再予缝合。成人皮肤缝合一般约需 12 针，为了醒目便于拆线，可使用黑色缝线。

4.包扎固定。包扎宜简单轻便以利更换敷料。如果包扎过多，反而容易脱落。为避免手术创面被尿液或汗液浸湿而污染，可用凡士林纱布条在缝合好的手术创面上缠绕一周，作为保护，然后扎上绷带。包扎时应尽量露出尿道外口，以免被尿液浸湿。为使立位时阴茎头朝向上方，可用丁字带兜起。

【手术技巧及特别提示】

◆ 内、外板切除的长度要适当。如果切除过多，术后可能影响勃起；切除不足，术后包皮可能仍包着阴茎头，达不到治疗的效果。术后瘢痕要对阴茎头不形成环形的绞扼。较为满意的是术后包皮有着一期愈合的线状瘢痕，松弛地留在冠状沟附近，而不影响勃起。因此，外板的切开线不要做成环绕阴茎前端的正圆形，而应是与冠状沟相平行的椭圆形。内板切开设置"V"形皮瓣的意义在于系带皮下有小动脉，损伤后易出血，留出"V"形皮瓣可避免此血管的损伤。"V"形皮瓣可使包皮切口延长，并可避免因系带短缩，勃起时阴茎头被牵拉而向下弯曲。

◆ 手术刀要锐利，创缘要切得整齐。如果创缘交错不齐，术后将形成凹凸不平的瘢痕。剥离全层皮肤时，如果皮下组织切得过深，则术中既易出血，术后又会形成水肿，都能影响愈合。

◆ 内板与阴茎头粘连时，轻者可向包皮口内插入探针，与阴茎头表面平行滑动，进行剥离。重者可向粘连处注液体（如普鲁卡因溶液），以行水压分离，并用小纱布球贴近内板予以钝性分离。阴茎头剥离创面上的少量渗血，轻轻加压多可自行止血。

◆ 术中发现尿道外口狭窄，需同时做尿道外口成形术，即沿外口向腹侧正中线做切开（不可偏斜，以防系带中线两侧的小动脉损伤出血）。切到宽敞的尿道舟状窝部，将尿道黏膜翻向外面，和皮肤做结节缝合。

【术后处理】

◆ 局部保持干燥和清洁。

◆ 为了避免术后因勃起而导致血肿形成或手术创口裂开，可在手术当天或术前1～2天开始给予镇静药物或己烯雌酚，术后连用3～5天。

◆ 术后早期局部发生水肿多能自行消退，如果严重，可用注射针头向已消毒过的水肿处进行穿刺，刺多个针孔，然后用无菌干纱布包绕，用手握住稍加压力挤出淋巴液，可使水肿立即减退。

◆ 如果术后经过顺利，2～3 天后可去掉敷料，4～5 天后可拆线。

◆ 一旦发生创口血肿或感染，应及早拆线，使创口开放以利引流，并给予抗感染药物。

【并发症】

◆ 切口感染。

◆ 切口血肿。

第二十四节　睾丸鞘膜积液手术

【适应证】

◆ 成人睾丸鞘膜积液。

【术前准备】

◆ 不需特殊准备。

【麻醉方式】

◆ 局部麻醉或腰麻。

【手术步骤】

1. 切口。将阴囊握紧固定，在病侧阴囊的前外方做纵行切口至阴囊底部。切开皮肤、肉膜后，显露出积液的鞘膜囊及部分精索，将其与周围结缔组织钝性剥离（图 2-171、图 2-172）。

2. 剖开囊壁。将鞘膜囊提至切口外，如因积液过多难以提出时，可先穿刺吸引，减张后囊即缩小（一般积液为草黄色透明液体，如果穿刺液混浊为血性，应考虑有其他病变），在鞘膜囊上纵行切开鞘膜壁层（图 2-173）。用四把止血钳钳夹被对剖开的鞘膜四角，并向外方牵引使鞘膜展平，检查睾丸、附睾有无病变。如有病变酌情做睾丸、附睾切除术。

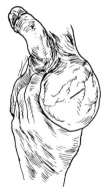

图 2-171　睾丸鞘膜积液之切口

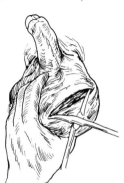

图 2-172　切开皮肤、肉膜

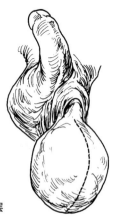

图 2-173　切开鞘膜壁层

3.处理鞘膜。除贴近精索、睾丸、附睾的鞘膜须予保留外，其余部分尽量剪除。切除后的囊壁会有较多的毛细血管渗血，可用1号丝线连续锁边缝合进行止血（图2-174）。

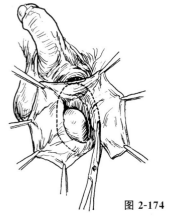

图2-174 切除鞘膜

4.缝合切口。确实止血后，将睾丸、精索还纳于阴囊内。然后放置胶皮膜引流，从阴囊最底部引出。最后逐层缝合切口。

【手术技巧及特别提示】

◆ 继发于睾丸、附睾病变（如结核、肿瘤等）的症状性积液不适于此种手术。

◆ 阴囊组织疏松，血管丰富，术中要严密止血。术后极易形成血肿，进而导致感染，因此手术的成功关键在于止血。从切皮开始，就应将手术创口的出血点进行结扎。对切除后的鞘膜创缘，做连续锁边缝合止血更为重要。务必做到缝合要致密，针距要均匀，线结要拉紧。

◆ 残留的囊壁可涂以碘酊、酒精，用以破坏浆膜，阻碍其分泌，促进其与周围粘连。

◆ 向阴囊内放置引流胶皮膜时，胶皮膜不要放在切口的高位，一定要放置在收缩后的阴囊最低处。

◆ 积液处理后，阴囊如仍巨大松弛时，可切除多余皮肤。

【术后处理】

◆ 术后将阴囊加压包扎，用提睾带兜起，以防形成血肿。

◆ 引流胶皮膜可在次日拔除。

◆ 如经过顺利，在术后 5～6 天拆线。

【并发症】

◆ 切口感染。

◆ 切口血肿。

参 考 文 献

［1］ 黄志强.实用临床普通外科学.北京：科学技术文献出版社，2009.

［2］ 汪建平，詹文华.胃肠外科手术学.北京：人民卫生出版社，2005.

［3］ 张东铭.大肠肛门局部解剖与手术学.3版.合肥：安徽科学技术出版社，2009.

［4］ 张永生，涂艳阳，冯秀亮.外科手术学基础.西安：第四军医大学出版社，2013.

［5］ 夏穗生，黄光英，张良华.普通外科疾病诊疗指南.2版.北京：科学出版社，2005.

［6］ 许怀瑾.实用小手术学.3版.北京：人民卫生出版社，2011.

［7］ 杨春明.实用普通外科手术学.北京：人民卫生出版社，2008.

［8］ 中华医学会外科学分会乳腺外科学组.中国早期乳腺癌保乳手术临床实践指南（2022版）［J］.中国实用外科杂志，2022，42（2）：132-136.